Responsabilidade Ética, Civil e Penal do Médico

Nelson Figueiredo Mendes

Médico graduado pela Faculdade de Medicina da Universidade de São Paulo. Advogado graduado pelas Faculdades Metropolitanas Unidas. Professor Titular da Universidade Federal de São Paulo (UNIFESP) Escola Paulista de Medicina (1978-96). Presidente da Associação Brasileira de Alergia e Imunopatologia (2001-2002). Presidente da Associação Latinoamericana de Imunologia (1989-90)

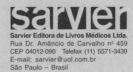

Sarvier Editora de Livros Médicos Ltda.
Rua Dr. Amâncio de Carvalho nº 459
CEP 04012-090   Telefax (11) 5571-3439
E-mail: sarvier@uol.com.br
São Paulo – Brasil

RESPONSABILIDADE ÉTICA, CIVIL E PENAL DO MÉDICO
Nelson Figueiredo Mendes
e-mail: nelsonfmendes@yahoo.com.br

Sarvier, 1ª edição, 2006

Projeto gráfico: Silvia Regina Villalta

Capa: Maycon Robinson de Almeida

Fotolitos/Impressão/Acabamento: Gráfica Ave-Maria

Direitos Reservados
Nenhuma parte pode ser duplicada ou
reproduzida sem expressa autorização do Editor.

sarvier
Sarvier Editora de Livros Médicos Ltda.
Rua Dr. Amâncio de Carvalho nº 459
CEP 04012-090 Telefax (11) 5571-3439
E-mail: sarvier@uol.com.br
São Paulo – Brasil

Dados Internacionais de Catalogação na Publicação (CIP)
(Câmara Brasileira do Livro, SP, Brasil)

Mendes, Nelson Figueiredo
Responsabilidade ética, civil e penal / Nelson Figueiredo Mendes.
– São Paulo: SARVIER, 2006.

Bibliografia
ISBN 85-7378-159-9

1. Erros médicos. 2. Ética médica. 3. Medicina como profissão.
4. Responsabilidade (Direito). I. Título.

05-7592   CDU-347.141:61

Índice para catálogo sistemático:
1. Responsabilidade médica: Direito civil   347.141:61

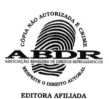

EDITORA AFILIADA

*Às minhas filhas
Cláudia e Márcia.

Aos meus irmãos
Adriano e Caio.*

Índice

Prefácio 9

Apresentação 11
Luiz Arthur Caselli Guimarães

Apresentação 13
José B. Seba

Introdução 15

1. Especialidades Médicas 17

2. Qualificação do Médico Especialista e Regulamentação do Exercício de Especialidades Médicas no País 25

3. Direitos do Paciente 27

4. Deveres do Médico 33

5. Principais Normas Constitucionais Relacionadas às Ações e Serviços de Saúde 38

6. Igualdade perante a Lei – Direito de Resposta. Indenização por dano material, moral ou à imagem 40

7. Doação e Transplante de Órgãos e Tecidos 43
8. Atestado e Boletim Médicos 62
9. Prescrição de Medicamentos 64
10. Conselho Regional de Medicina e Processo Disciplinar 107
11. Outras Normas de Interesse à Prática Médica 109
12. Eutanásia 125
13. Natureza da Responsabilidade Civil do Médico 127
14. Tipos de Contrato Médico 131
15. Culpa e Dolo do Médico 133
16. Danos Indenizáveis e Ação Indenizatória 137
17. Responsabilidade dos Hospitais Privados e Públicos e de Entidades Privadas de Assistência à Saúde 141
18. Infecção Hospitalar 146
19. Responsabilidade do Médico Anestesista 148
20. Relação entre Clínico Geral e Especialista e suas Responsabilidades 152
21. Prescrição de Ações Contra Médicos e Prescrição da Pretensão de Médicos por seus Honorários 153
22. Omissão de Socorro 155
23. Lesão Corporal e Dano Estético 157
24. O Médico e os Crimes Contra a Vida 159
25. Outras Ilegalidades Passíveis de Serem Praticadas por Médicos, Relacionadas à Profissão 162
26. Esterilização Cirúrgica Voluntária, Laqueadura Tubária e Vasectomia 169
27. Das Provas 175

28. Falsificação, Corrupção, Adulteração ou Alteração de Produto Destinado a Fins Terapêuticos ou Medicinais 178

29. Seguro de Prática Médica (Seguro de Responsabilidade Profissional) 180

30. Prontuário Médico – Segredo Médico – Acesso ao Prontuário 182

31. Publicidade Médica e Internet 189

Referências Bibliográficas 198

Anexo I
Código de Ética Médica 200

Anexo II
Código do Processo Ético Profissional 214

Índice Remissivo 226

Prefácio

A Medicina ou quaisquer de suas especialidades são infinitas e a parcela de conhecimentos disponíveis, relativamente, é ínfima.

A Medicina, como ciência, é recente. Usando métodos e instrumentos de outras ciências, a Medicina tem avançado com enorme rapidez nos últimos anos. O número de trabalhos científicos na área médica tem crescido em proporção geométrica.

Na busca de mecanismos íntimos de funcionamento do organismo humano, a ciência médica tem aumentado seu grau de previsibilidade em condições normais e patológicas, encontrando novos meios de prevenção e tratamento das doenças.

O médico necessita de constante atualização, para que possa prestar ao paciente o melhor atendimento possível, sem, contudo, poder garantir resultado favorável.

Este livro destina-se aos profissionais da Medicina e do Direito, bem como a seus estudantes. Fornece informação básica ao médico para exercer sua profissão dentro da ética e da legislação, valorizando a relação com o paciente, para prevenir eventuais litígios.

Aos estudiosos do Direito, não se trata de obra de doutrina, mas guia prático em que parte relevante da legislação, mais relacionada ao tema, foi agrupada nos diversos capítulos, visando contribuir para o equacionamento de problemas.

A dinâmica do Direito tornará sempre necessário, após a consulta inicial da obra para simples orientação, buscar a fonte da lei e suas eventuais atualizações, correções e regulamentações.

Pelas valiosas sugestões e amizade, são merecedores de sinceros agradecimentos, Dr. Luiz Arthur Caselli Guimarães, Prof. Dr. José B. Seba e Prof. Dr. Nelson Guimarães Proença.

O Autor

Apresentação

A admiração e o respeito que temos pelo autor, além de nossa longa amizade, leva-nos a recomendar pela grande utilidade prática a obra "Responsabilidade Ética, Civil e Penal do Médico".

Pinçou o Prof. Dr. Nelson Figueiredo Mendes, com extremo espírito objetivo, matérias do interesse não só para os médicos ou para os estabelecimentos de saúde, como também para nós que militamos na área jurídica, trazendo a exame, pontos que vão desde o acompanhamento legal do procedimento dos médicos, até a atuação dos hospitais e seguradoras, além dos direitos dos pacientes e do que podem, por sua vez, ter como expectativas e direitos.

No exercício da advocacia ou na aplicação da lei em matérias de saúde, continuamente, e em crescente intensidade, seja na área pré-contenciosa, seja na contenciosa, e ainda na área contratual, é necessário cada vez mais se ter à mão informações atualizadas dos conhecimentos técnicos específicos de assuntos médicos atinentes ao assunto legal submetido à crítica jurídica. Sem o informe teórico e prático fornecido e sem o acompanhamento e até mais, em muitos casos, da assistência de um médico, ver-se-á o advogado ou aplicador da lei cerceado de atuar, opinar sobre a matéria ou decidir sobre o conflito de interesses que envolvam o médico e o paciente. Inúmeras vezes na área legal são apresentadas questões que envolvem um mínimo prévio de conhecimento da matéria médica para permitir a interpretação de dados fornecidos em relatórios, papeletas, exames, receituários, etc., e para o que, por exemplo, o advogado para prestar seus serviços necessita de um "expert" no assessoramento, ou da obtenção de informações básicas sobre o assunto, requisitos e condições que possam ser exigidos da atuação do médico, ou do hospital, ou ainda de elementos para a interpretação de um plano de saúde.

Como muitos militantes da área legal, ao termos que nos pronunciar a respeito de questões que envolviam a atuação de médicos ou de hospitais, antes tivemos que ser instruídos sobre as rotinas, procedimentos e regras de conduta aplicáveis para então podermos opinar sobre a aplicação dos dispositivos legais referendando a regularidade ou sustentando a existência de imperícia, ou de negligência, ou até de dolo, ou da ocorrência de casos fortuitos ou de força maior que influenciaram no resultado posto a exame.

E para estas informações e explicações teóricas, tivemos o privilégio de contar, algumas vezes com a assistência do Prof. Dr. Nelson Figueiredo Mendes, com a sua qualidade bivalente de notável professor de medicina e de advogado e o que proporcionou um resultado altamente elucidativo prévio para propiciar a apresentação de conclusões legais para o encaminhamento de caso submetido à consulta. Agora maior facilidade foi obtida através do acesso pronto e imediato por meio do livro "Responsabilidade Ética, Civil e Penal do Médico", onde, criteriosamente, o autor escolheu assuntos práticos e que envolvem a área de atuação dos médicos, a análise dos requisitos para a caracterização da conceituação da qualidade de especialistas, o exame dos preceitos da ética médica, o confronto dos direitos e obrigações dos médicos, os limites de suas ações, a regulação de remoção de órgãos, da conduta remuneratória em face aos pacientes, bem como os tipos de contratação de serviços, as relações com o Conselho Regional de Medicina e os procedimentos disciplinares e regulatórios dos Conselhos de Medicina, assim como a responsabilidade civil e até penal dos médicos pela "mal pratice", bem como dos hospitais, sempre com a ênfase de ser seu livro um instrumento prático, mas não descuidado da qualidade. O livro do Prof. Dr. Nelson Figueiredo Mendes, além de representar o que mais na rotina profissional é exigido de relevante, também subsidia e informa a seus colegas com parâmetros, dando caminhos tanto para o exercício dos direitos dos médicos e dos pacientes.

O livro do Professor de Medicina, que agora sobrevoa o campo do legal, muito oferecerá para o pronto encaminhamento de questões do dia-a-dia.

Luiz Arthur Caselli Guimarães
Advogado

Apresentação

Há alguns anos, motivado pelas transformações sócio-culturais e pela busca de um novo modo de olhar os acontecimentos, o professor Nelson Figueiredo Mendes, personalidade de natureza investigativa, deu início aos seus estudos no Curso de Direito e logo após obteve seu registro na Ordem dos Advogados do Brasil.

O pensamento de Humberto Maturana se aplica: "O modo de olhar não só configura o que se vê e o que se faz, mas determina o que se pergunta e o que se explica".

Numa das fases mais produtivas da sua vida, o conceituado médico, professor, pesquisador, orientador de dezenas de teses de Mestrado e Doutorado e ex-coordenador do Curso de Pós-Graduação da Disciplina de Microbiologia e Imunologia da Escola Paulista de Medicina, inicia um novo ciclo com a autoria de *Responsabilidade Ética, Civil e Penal do Médico*.

A excelência de seus trabalhos científicos na área da Imunologia fez dele um dos médicos brasileiros com maior número de citações em publicações internacionais. O mesmo sucesso acontecerá na sua caminhada pelo amplo, controvertido e fascinante universo das leis.

A partir de inúmeras aulas sobre "Princípios técnicos, éticos e legais na Medicina" e de consultas de médicos a sua banca de advocacia passou a reunir cuidadosamente suas anotações. Da inquietude e das reflexões surgiram ensaios acadêmicos e estudos sistemáticos sobre cidadania, ato médico, legislação e, sobretudo, a ética, como base constitutiva para a elaboração deste livro, um texto de agradável leitura e de grande utilidade para consulta diária. O leitor encontrará tudo o que necessita saber sobre direitos e deveres, em bases éticas e legais, no exercício da medicina brasileira contemporânea.

Na Medicina como no Direito, a obra humana, começada há milhares de anos, não está e nem estará nunca concluída. Toda evolução implica em mudança. O processo evolutivo induz à formulação de novos balizamentos comportamentais, indispensáveis ao exercício ético da Medicina e à preservação da Justiça e do Direito. Muito provavelmente, num futuro bem próximo, nossos legisladores já estarão se adequando aos novos tempos, providenciando novas bases legais e normas éticas que contemplem as aquisições tecnológicas que sempre estão sendo disponibilizadas na Medicina.

Nada vale só pelo que é, mas pelo que significa ou sugere... E, Hipócrates (460-377 a.C.) é a referência: "Cada coisa é humana e cada coisa é divina. Assim, não existe coisa que se chame verdade moderna ou erro moderno, ignorância ou sabedoria antiga. Só há uma verdade; imutável no correr das idades, uma verdade que está na base de toda medicina, que é tão humana que parece divina".

Enfim, convido médicos, advogados, estudantes e estudiosos a desfrutarem das reflexões e encantos associativos, entre a Medicina e o Direito, estabelecidos nesta obra.

José B. Seba

Titular da Academia Fluminense de Medicina.
Membro da Câmara Técnica de Alergia e Imunologia do CREMERJ.
Ex-Diretor do Instituto Biomédico da Universidade Federal Fluminense.
Ex-Presidente e ex-Diretor Científico da Sociedade Brasileira
de Alergia e Imunopatologia.

Introdução

As tendências de mudança de comportamento, em países do chamado Primeiro Mundo, costumam surgir no Brasil, embora com certa defasagem no tempo e, muitas vezes, ao menos no início, de maneira exagerada. Em Medicina e em Direito, não há fuga a tal regra. Já se observa quantidade crescente de ações para reparação de possível dano, muitas decorrentes de suposto ou real erro médico.

Paralelamente ao poder judiciário, o número de representações contra médicos nos Conselhos Regionais de Medicina, dos diferentes Estados do Brasil, têm aumentado progressivamente nos últimos anos. Entretanto, muitas das denúncias são infundadas, não resultando em punição.

Também contribuem para a situação, a qualidade de alguns médicos egressos de nossas Faculdades, nos tempos atuais. O Exame Nacional de Cursos, popularmente conhecido como "Provão", mostrou aproveitamento bem abaixo do desejável por alguns formandos de grande parte das instituições. Sua recente substituição pelo ENADE, levou a resultados semelhantes, ressaltando, ainda, em muitas instituições, o pouco ganho de conhecimento dos formandos em relação aos alunos que estão iniciando o curso. Tal fato indica claramente a deficiência do ensino.

É digno de nota, ainda, que considerável parcela dos médicos recém-formados não conseguem ser aprovados em exames de Residência.

A formação de um médico é processo demorado: 6 anos no curso de graduação, em geral 2 a 4 anos de Residência, podendo ser seguida de pós-graduação por 2 a 4 anos, ou mais, dependendo da área.

Além do conhecimento técnico-científico que deverá ser continuamente aprimorado e da experiência, fruto do contato diário com os pacientes, o médico deverá ter sólidos conhecimentos éticos e noções de Direito, para exercer a contento sua profissão. Também é necessário que tenha visão correta de nossa sociedade, das carências do povo, do Sistema Único de Saúde, dos Planos de Assistência à Saúde em geral e do funcionamento de hospitais públicos e privados.

Há defensores da idéia de que não basta melhorar progressivamente o nível das Faculdades de Medicina e sim que deveria ser instituído um Exame, para permitir a prática profissional em Medicina, em analogia ao Exame da Ordem dos Advogados do Brasil. Seria o Exame do Conselho, para que o médico pudesse obter seu registro junto ao Conselho Regional de Medicina Estadual e exercer a profissão. Inicialmente, tal exame seria opcional, para posteriormente ser obrigatório, após promulgação de lei específica. Atualmente, há estudos para se implantar a Ordem dos Médicos do Brasil, pela fusão da Associação Médica Brasileira com o Conselho Federal de Medicina.

1

Especialidades Médicas

A imprensa tem noticiado casos de possíveis erros médicos praticados por profissionais, que se rotulariam como praticantes de determinada especialidade, sem possuir Título de Especialista.

Os Títulos de Especialista, nas diversas áreas de Medicina, são concedidos pela Associação Médica Brasileira (AMB), mediante aprovação em exame específico ou outros critérios elaborados pelas Sociedades de Especialidades filiadas à AMB (Departamentos da AMB).

A importância do assunto é tal, que o Conselho Federal de Medicina (CFM) publicou, em 11 de abril de 2002, a Resolução CFM Nº 1634/2002, cujo texto segue abaixo, juntamente com o anexo de Relação de Especialidades. Tal Resolução veda a divulgação de especialidade ou área de atuação que não seja reconhecida pelo CFM ou pela Comissão Mista de Especialidades. Também impede que o médico declare vinculação com determinada especialidade se não possuir o Título de Especialista correspondente, registrado no Conselho Regional de Medicina.

RESOLUÇÃO DO CFM Nº 1.634, DE 11 DE ABRIL DE 2002
Diário Oficial da União; Poder Executivo, Brasília, DF, n. 81, 29 abr. 2002. Seção 1, p. 265-66

O Conselho Federal de Medicina, no uso das atribuições que lhe confere a Lei nº 3.268, de 30 de setembro de 1957, regulamentada pelo Decreto 44.045, de 19 de julho de 1958, e

CONSIDERANDO que os avanços científicos e tecnológicos têm aumentado progressivamente o campo de trabalho médico, com tendência a determinar o surgimento contínuo de especialidades;

CONSIDERANDO que o Conselho Federal de Medicina, a Associação Médica Brasileira, e a Comissão Nacional de Residência Médica, organismos voltados para o aperfeiçoamento técnico e desempenho ético dos que se dedicam à Medicina no Brasil, decidiram adotar condutas comuns relativas à criação e reconhecimento de especialidades médicas no país;

CONSIDERANDO que as entidades referidas, por visarem ao mesmo objetivo, vêm trabalhando em conjunto na forma de Comissão Mista de Especialidades para uniformizar a denominação e condensar o número das especialidades existentes no Brasil;

CONSIDERANDO que conhecimentos e práticas médicas dentro de determinadas especialidades representam segmentos a elas relacionados, constituindo áreas de atuação caracterizadas por conhecimentos verticais mais específicos;

CONSIDERANDO que as especialidades sujeitam-se aos processos dinâmicos da medicina, não podendo, por isso, ser permanentes nem imutáveis, podendo, dependendo das circunstâncias e necessidades, sofrer mudanças de nomes, fusões ou extinções;

CONSIDERANDO o que foi decidido pela Comissão Mista de Especialidades e aprovado em Sessão Plenária do Conselho Federal de Medicina, realizada em 11.04.2002.

RESOLVE:

Art. 1º – Aprovar o Convênio firmado entre o Conselho Federal de Medicina, a Associação Médica Brasileira e a Comissão Nacional de Residência Médica, onde foi instituída a Comissão Mista de Especialidades – CME, que reconhece as Especialidades Médicas e as Áreas de Atuação constante do anexo II do presente instrumento.

Art. 2º – Outras especialidades e áreas de atuação médica poderão vir a ser reconhecidas pelo Conselho Federal de Medicina mediante proposta da Comissão Mista de Especialidades.

Art. 3º – Fica vedado ao médico a divulgação de especialidade ou área de atuação que não for reconhecida pelo Conselho Federal de Medicina ou pela Comissão Mista de Especialidades.

Art. 4º – O médico só pode declarar vinculação com especialidade ou área de atuação quando for possuidor do título ou certificado a ele correspondente, devidamente registrado no Conselho Regional de Medicina.

Art. 5º – Fica vedado, por qualquer motivo, o registro e reconhecimento das especialidades não constantes do anexo II do convênio.

Parágrafo único. Excetua-se do caput deste artigo a documentação de pedido de avaliação para efeito de registro de especialidade que tiver sido protocolada nos Conselhos Regionais de Medicina até a data de publicação desta resolução.

Art. 6º – Revogam-se todas as resoluções existentes que tratam de especialidades médicas, em especial as Resoluções CFM nº 1.286/89, 1.288/89, 1.441/94, 1.455/95, respeitados os direitos individuais adquiridos.

Art. 7º – Esta resolução entra em vigor na data de sua publicação.

EDSON DE OLIVEIRA ANDRADE
Presidente do Conselho
RUBENS DOS SANTOS SILVA
Secretário-geral

RELAÇÃO DE ESPECIALIDADES E ÁREAS DE ATUAÇÃO

1. ACUPUNTURA
   Área de Atuação: Sem área de atuação
2. ALERGIA E IMUNOLOGIA
   Área de Atuação: Alergia e Imunologia Pediátrica
3. ANESTESIOLOGIA
   Área de Atuação: Dor
4. ANGIOLOGIA E CIRURGIA VASCULAR
   Área de Atuação: Sem área de atuação
5. CANCEROLOGIA
   Área de Atuação: Cirurgia Oncológica
   Oncologia Pediátrica
   Oncologia Clínica
6. CARDIOLOGIA
   Área de Atuação: Cardiologia Pediátrica
   Ecocardiografia
   Hemodinâmica e Cardiologia Intervencionista
7. CIRURGIA CARDIOVASCULAR
   Área de Atuação: Sem área de atuação
8. CIRURGIA DE CABEÇA E PESCOÇO
   Área de Atuação: Cirurgia Buco-Maxilo-Facial
9. CIRURGIA GERAL

Área de Atuação: Cirurgia do Trauma
Cirurgia Oncológica
Cirurgia Videolaparoscópica

10. CIRURGIA DO APARELHO DIGESTIVO
    Área de Atuação: Cirurgia Videolaparoscópica
    Endoscopia Digestiva
11. CIRURGIA PEDIÁTRICA
    Área de Atuação: Sem área de atuação
12. CIRURGIA PLÁSTICA
    Área de Atuação: Cirurgia Buco-Maxilo-Facial
    Cirurgia da Mão
    Tratamento de Queimados
13. CIRURGIA TORÁCICA
    Área de Atuação: Endoscopia Respiratória
14. CLÍNICA MÉDICA
    Área de Atuação: Sem área de atuação
15. COLOPROCTOLOGIA
    Área de Atuação: Cirurgia Videolaparoscópica
    Colonoscopia
16. DERMATOLOGIA
    Área de Atuação: Cirurgia Dermatológica
    Cosmiatria
    Hanseníase
17. ENDOCRINOLOGIA
    Área de Atuação: Endocrinologia Pediátrica
18. GASTROENTEROLOGIA
    Área de Atuação: Endoscopia Digestiva
    Gastroenterologia Pediátrica
    Hepatologia
19. GENÉTICA MÉDICA
    Área de Atuação: Sem área de atuação
20. GERIATRIA
    Área de Atuação: Sem área de atuação
21. GINECOLOGIA E OBSTETRÍCIA
    Área de Atuação: Medicina Fetal
    Reprodução Humana
    Sexologia
    Ultra-sonografia em ginecologia e obstetrícia
22. HEMATOLOGIA E HEMOTERAPIA

Área de Atuação: Sem área de atuação
23. HOMEOPATIA
    Área de Atuação: Sem área de atuação
24. INFECTOLOGIA
    Área de Atuação: Infectologia Hospitalar
    Infectologia Pediátrica
25. MASTOLOGIA
    Área de Atuação: Sem área de atuação
26. MEDICINA DE FAMÍLIA E COMUNIDADE
    Área de Atuação: Sem área de atuação
27. MEDICINA DO TRABALHO
    Área de Atuação: Sem área de atuação
28. MEDICINA DO TRÁFEGO
    Área de Atuação: Sem área de atuação
29. MEDICINA ESPORTIVA
    Área de Atuação: Sem área de atuação
30. MEDICINA INTENSIVA
    Área de atuação: Medicina Intensiva Neonatal
    Medicina Intensiva Pediátrica
31. MEDICINA FÍSICA E REABILITAÇÃO
    Área de Atuação: Neurofisiologia Clínica
32. MEDICINA LEGAL
    Área de Atuação: Sem área de atuação
33. MEDICINA NUCLEAR
    Área de Atuação: Sem área de atuação
34. MEDICINA PREVENTIVA E SOCIAL
    Área de Atuação: Administração em Saúde
    Administração Hospitalar
    Epidemiologia
    Medicina Sanitária
35. NEFROLOGIA
    Área de Atuação: Nefrologia Pediátrica
36. NEUROCIRURGIA
    Área de Atuação: Cirurgia de coluna
37. NEUROLOGIA
    Área de Atuação: Dor
    Neurofisiologia Clínica
    Neurologia Pediátrica
38. NUTROLOGIA
    Área de Atuação: Nutrição Parenteral e Enteral

       Nutrologia Pediátrica
39. OFTALMOLOGIA
  Área de Atuação: Sem área de atuação
40. ORTOPEDIA e TRAUMATOLOGIA
  Área de Atuação: Cirurgia da Coluna
         Cirurgia da Mão
         Cirurgia do Joelho
         Cirurgia do Ombro
         Cirurgia do Pé
         Cirurgia do Quadril
         Ortopedia Pediátrica
41. OTORRINOLARINGOLOGIA
  Área de Atuação: Cirurgia Buco-Maxilo-Facial
         Endoscopia respiratória
         Foniatria
42. PATOLOGIA
  Área de Atuação: Citopatologia
         Histopatologia
43. PATOLOGIA CLÍNICA/MEDICINA LABORATORIAL
  Área de Atuação: Sem área de atuação
44. PEDIATRIA
  Área de Atuação: Alergia e Imunologia Pediátrica
         Cardiologia Pediátrica
         Endocrinologia Pediátrica
         Gastroenterologia Pediátrica
         Hematologia e Hemoterapia Pediátrica
         Infectologia Pediátrica
         Medicina do Adolescente
         Medicina Intensiva Neonatal
         Medicina Intensiva Pediátrica
         Nefrologia Pediátrica
         Neonatologia
         Neurologia Pediátrica
         Nutrologia Pediátrica
         Oncologia Pediátrica
         Pediatria Preventiva e Social
         Pneumologia Pediátrica
         Reumatologia Pediátrica
45. PNEUMOLOGIA
  Área de Atuação: Endoscopia Respiratória
         Pneumologia Pediátrica

46. PSIQUIATRIA
   Área de Atuação: Psicogeriatria
                    Psicoterapia
                    Psiquiatria da Infância e da Adolescência
                    Psiquiatria Forense
47. RADIOLOGIA E DIAGNÓSTICO POR IMAGEM
   Área de Atuação: Densitometria Óssea
                    Neurorradiologia
                    Radiologia Intervencionista e Angiorradiologia
                    Ressonância Magnética
                    Ultra-sonografia
48. RADIOTERAPIA
   Área de Atuação: Sem área de atuação
49. REUMATOLOGIA
   Área de Atuação: Reumatologia Pediátrica
50. UROLOGIA
   Área de Atuação: Andrologia
                    Sexologia

OBS: Auditoria será designada área de atuação especial e receberá outro tipo de especificação.

ANEXO I *(Não publicado em Diário Oficial)*

Introdução

A abordagem do tema Especialidades Médicas vem sendo amplamente feita nos últimos anos, pelas várias Entidades Nacionais relacionadas ao assunto, quer seja de maneira isolada ou em associação. Isto certamente se deve à importância do assunto, seja relacionada ao tema, à repercussão do mesmo e seus desdobramentos no mercado de trabalho. Com as grandes transformações sofridas na formação e no exercício profissional, a obtenção do título de Especialista tem se tornado requisito importante, motivo pelo qual o médico tem mostrado interesse e pelo qual todas as Sociedades de Especialidade e as Entidades relacionadas têm-se mobilizado para acompanhar, participar e avaliar os diversos tipos de formação de especialistas. Some-se a isso o fato de que fatores novos, como, por exemplo, o início do Mercosul, tem influenciado a rediscussão e atualização deste tema, pelo envolvimento que os diferentes países têm na sua atuação. Desta forma, mais uma vez, as entidades médicas do nosso meio se envolvem na tentativa de discutir e reatualizar o tema. Desde o início deste atual processo de discussão ficou claro que as três entidades participantes procurariam uniformizar os critérios para reconhecimento, denominação, modo de concessão e registro de título de especialista e certificado de atuação da área médica. Este documento é uma atualização dos que já foram propostos anteriormente, procurando considerar o que já foi previamente elaborado e atualizando o tema, em função das suas necessidades atuais. Definição Especialidade: Núcleo de organização do trabalho médico que aprofunda verticalmente a abordagem teórica e prática de seguimentos da dimensão biopsicossocial do indivíduo e da coletividade. Área de atuação: Modalidade de organização do trabalho médico, exercida por profissionais capacitados para exercer ações médicas específicas, sendo derivada e relacionada com uma ou mais especialidades. Reconhecimento de Especialidades Reconhece-se como Especialidades Médicas aquelas consideradas raízes e aquelas que preenchem o conjunto de critérios abaixo relacionados:

– Complexidade das patologias e acúmulo do conhecimento em uma determinada área de atuação médica que transcenda o aprendizado do curso médico e de uma área raiz, em um setor específico;

– Ter relevância epidemiológica e demanda social definida;

– Ter programa de treinamento teórico prático, por um período mínimo de dois anos, conduzido por orientador qualificado da área especifica;

– Possuir conjunto de métodos e técnicas, que propiciem aumento da resolutividade diagnóstica e/ou terapêutica;

– Reunir conhecimentos que definam um núcleo de atuação própria que não possa ser englobado por especialidades já existentes;

– Não se admite como critério para reconhecimento de Especialidades:

– Número de Médicos que atuam em uma determinada área ou tempo de sua existência;

– Área que já esteja contida em uma especialidade existente;

– Processo que seja apenas o meio diagnóstico e ou terapêutico;

– Área que esteja relacionada exclusivamente a uma patologia isolada;

– Área cuja atividade seja exclusivamente experimental;

– Função ou atividade essencialmente vinculadas ao conhecimento da legislação específica;

– Disciplina acadêmica correspondente.

2

Qualificação do Médico Especialista e Regulamentação do Exercício de Especialidades Médicas no País

É de fundamental importância que o campo intrínseco de cada especialidade seja delimitado pela respectiva Sociedade médica, podendo, logicamente, haver procedimentos ou práticas comuns a mais de uma especialidade.

Determinados atos médicos deveriam estar restritos a especialistas em sentido estrito. Se um médico não-especialista causar dano por imperícia, ficará mais evidente sua culpa, pois se dispôs a praticar ato para o qual presumivelmente, não estava preparado adequadamente, podendo responder ética, civil e até penalmente.

O Conselho Federal de Medicina elaborou a resolução n° 1755/2004, que institui a revalidação do título de médico especialista a cada cinco anos.

Haverá programas de educação continuada, para que os médicos se mantenham atualizados e possam somar os pontos necessários para renovar o título com a periodicidade proposta.

RESOLUÇÃO CFM N° 1.755/04
(Publicada no D.O.U., 14 Dez 2004, seção I, p. 83 – Retificação publicada no D.O.U., de 15 Dez 2004, seção I , p. 183)

Institui a revalidação dos títulos de especialistas e de áreas de atuação e cria a Comissão Nacional de Acreditação para elaborar normas e regulamentos para este fim, além de coordenar a emissão dos Certificados de Revalidação.

O Conselho Federal de Medicina, no uso das atribuições que lhe confere a Lei nº 3.268, de 30 de setembro de 1957, regulamentada pelo Decreto nº 44.045, de 19 de julho de 1958, e

CONSIDERANDO que cabe ao Conselho Federal de Medicina a normatização e fiscalização do exercício da Medicina;

CONSIDERANDO que o alvo de toda a atenção do médico é a saúde do ser humano, em benefício da qual deverá agir com o máximo de zelo e o melhor de sua capacidade profissional;

CONSIDERANDO que é dever do médico aprimorar continuamente seus conhecimentos e usar o melhor do progresso científico em benefício do paciente;

CONSIDERANDO que a aquisição de conhecimentos científicos atualizados é indispensável para o adequado exercício da Medicina;

CONSIDERANDO que o contínuo desenvolvimento profissional do médico faz-se necessário em função do rápido aporte e incorporação de novos conhecimentos na prática médica;

CONSIDERANDO que os Programas de Educação Médica Continuada são, mundialmente, práticas obrigatórias para a atualização do profissional em busca da manutenção de suas competências científicas, com vistas ao melhor exercício da Medicina em suas especialidades e áreas de atuação;

CONSIDERANDO, finalmente, o decidido em sessão plenária do dia 12 de novembro de 2004,

RESOLVE:

Art. 1º – Instituir a revalidação de títulos de especialistas e de áreas de atuação para todos os médicos portadores destes títulos, concedidos no país de acordo com a legislação pertinente.

§ 1º – O processo de revalidação terá início em 2 de abril de 2005.

§ 2º – A revalidação concedida terá a validade de 5 (cinco) anos.

§ 3º – Os portadores dos referidos títulos e certificados terão o prazo de até 5 (cinco) anos para submetê-los ao processo de revalidação, sob pena de seu não reconhecimento.

Art. 2º – Cria-se a Comissão Nacional de Acreditação (CNA), composta por um membro da diretoria do Conselho Federal de Medicina (CFM), um membro da diretoria da Associação Médica Brasileira (AMB) e dois delegados de cada um destes órgãos, a serem indicados pelas respectivas diretorias, com a competência de:

I – Elaborar as normas e regulamentos para a revalidação dos títulos e outras questões referentes ao tema;

II – Emitir o Certificado de Revalidação de acordo com suas normas e regulamentos.

Art 3º – Os títulos de especialistas da AMB e/ou registros de especialidade do CFM, além dos títulos de áreas de atuação concedidos, terão a validade de 5 (cinco) anos, contados a partir da data de sua emissão, ficando então sujeitos ao instituto da revalidação previsto nesta resolução.

Art. 4º – Revogam-se as disposições em contrário.

Art. 5º – Esta resolução entra em vigor na data de sua publicação.

Brasília – DF, 12 de novembro de 2004
EDSON DE OLIVEIRA ANDRADE
Presidente
LÍVIA BARROS GARÇÃO
Secretária-Geral

3

Direitos do Paciente

O paciente, na maior parte das vezes, infelizmente, desconhece seus direitos e só reclama frente a insucessos da terapêutica, pela demora, falta de atendimento, ou atitudes descorteses por parte da equipe médica hospitalar.

A crescente conscientização do povo fará com que médicos e hospitais se empenhem cada vez mais em resguardar os direitos dos pacientes.

São os seguintes os principais direitos do paciente:

1. Ser tratado pelo Estado (Sistema Único de Saúde) ou aderir a sistemas privados suplementares de saúde.

O Sistema Único de Saúde (SUS), embora esteja se aperfeiçoando, ainda apresenta carências, em função da magnitude do problema de saúde no Brasil e dos altos custos, para que Medicina de elevado padrão possa ser oferecida. As deficiências de atendimento ou a impossibilidade de oferecer todos os recursos, podem originar erros e insucessos causados pelo Sistema, e não necessariamente pelo médico.

Os órgãos privados, em geral, oferecem atendimento diferenciado, de nível superior ao do Sistema Único de Saúde, mas há o óbice do custo para o usuário.

A obrigação de o Estado tratar do paciente está expressa na Constituição Federal:

> **Art. 196** – A saúde é direito de todos e dever do Estado, garantido mediante políticas sociais e econômicas que visem à redução dos riscos de doenças e de outros agentes e ao acesso universal e igualitário às ações e serviços para sua promoção, prestação e recuperação.

2. Ser informado e consentir no tratamento.

Muitas vezes, é necessário o consentimento informado, pelo qual o paciente, além da explicação e da verdade, assina termo de ciência e de anuência ao tratamento clínico ou cirúrgico. Nesse termo, eventuais efeitos indesejáveis e riscos do tratamento devem estar claramente expostos. Inclusive para determinados exames que possam oferecer riscos, é aconselhável o termo de consentimento informado. O mesmo é válido para aplicação de vacinas. Sendo o paciente menor, o termo deve ser assinado pelo responsável legal.

O **Artigo 15** do Código Civil estabelece:

> Ninguém pode ser constrangido a submeter-se, com risco de vida, a tratamento médico ou intervenção cirúrgica.

O Código Civil estipula em seu **Artigo 147**:

> Nos negócios jurídicos bilaterais, o silêncio intencional de uma das partes a respeito de fato ou qualidade que a outra parte haja ignorado, constitui omissão dolosa, provando-se que sem ela o negócio não se teria celebrado.

Nas urgências e emergências e em casos de risco de vida, o médico tem a obrigação de agir, mesmo sem o consentimento informado ou até mesmo com a oposição do paciente, dependendo do caso, como no "estado de necessidade".

O **Artigo 146** do Código Penal, em seu parágrafo 3º, inciso I, esclarece a questão:

> Constranger alguém, mediante violência ou grave ameaça, ou depois de lhe haver reduzido, por qualquer outro meio, a capacidade de resistência, a não fazer o que a lei permite, ou a fazer o que ela não manda:
> Pena – detenção, de 3 (três) meses a 1 (um) ano, ou multa.
> Aumento de pena
> §3º – Não se compreendem na disposição deste artigo:
> I – a intervenção médica ou cirúrgica, sem o consentimento do paciente ou de representante legal, se justificada por iminente perigo de vida;

O consentimento informado pode ser oral, referido na ficha médica, mas é preferível a forma escrita. Se a comunicação direta ao paciente sobre seu estado puder lhe ocasionar malefício, a comunicação poderá ser feita ao seu responsável legal, de acordo com o artigo 59 do Código de Ética Médica.

> **Artigo 59 do Código de Ética Médica:**
> É vedado ao médico:
> Deixar de informar ao paciente o diagnóstico, o prognóstico, os risco e objetivos do tratamento, salvo quando a comunicação direta ao mesmo possa provocar-lhe dano, devendo, nesse caso, a comunicação ser feita ao seu representante legal.

O consentimento informado também é regulado pelos artigos 46 e 56 do Código de Ética Médica e Resolução nº 1081/82 do Conselho Federal de Medicina.

> **Artigo 46 do Código de Ética Médica:**
> É vedado ao médico:
> Efetuar qualquer procedimento médico sem esclarecimento e o consentimento prévios do paciente ou de seu representante legal, salvo em iminente perigo de vida.

> **Artigo 56 do Código de Ética Médica:**
> É vedado ao médico:
> Desrespeitar o direito do paciente de decidir livremente sobre a execução de práticas diagnósticas ou terapêuticas, salvo em caso de iminente perigo de vida.

> **RESOLUÇÃO 1081/82 DO CONSELHO FEDERAL DE MEDICINA:**
>
> O CONSELHO FEDERAL DE MEDICINA no uso das atribuições que lhe confere a Lei nº 3.268, de 30 de setembro de 1957, regulamentada pelo Decreto nº 44.045, de 19 de julho de 1958, e
>
> CONSIDERANDO que deve caber ao paciente, ou, em certos casos, a seus parentes ou responsáveis, a inteira responsabilidade pelo consentimento de todo e qualquer ato de elucidação diagnóstica ou terapêutica;
>
> CONSIDERANDO que o paciente deve ser informado do diagnóstico, prognóstico e tratamento de seu caso;
>
> CONSIDERANDO que cabe ao Médico estabelecer bom entendimento na relação médico-paciente, em todos os casos;
>
> CONSIDERANDO que o Médico deve sempre comunicar ao paciente o risco específico de todo e qualquer procedimento médico e cirúrgico;

CONSIDERANDO que, especialmente em hospitais de ensino, freqüentemente se torna indicado o procedimento de meios de diagnóstico "post mortem";

CONSIDERANDO, o que consta do Processo CFM nº 121/78;

CONSIDERANDO, finalmente, o decidido em sessão plenária realizada aos 12 dias do mês de fevereiro de 1982;

RESOLVE:

Art. 1º – O Médico deve solicitar a seu paciente o consentimento para as provas necessárias ao diagnóstico e terapêutica a que este será submetido.

Art. 2º – Quando o paciente não estiver em plenas condições para decidir, o consentimento ou autorização para necropsia poderá ser dada por pessoa de sua família, ou seu responsável, em caso de paciente considerado incapaz.

Art. 3º – Nos hospitais, casas de saúde, maternidades e outros estabelecimentos de saúde que internem pacientes, poderá ser solicitada autorização para necropsia, de preferência no ato do internamento.

Art. 4º – A obtenção de autorização para necropsia jamais será condição para efetuar-se o atendimento ou o internamento do paciente.

Art. 5º – Os estabelecimentos de saúde capacitados à realização de necropsia através de seus serviços de patologia, deverão firmar acordos com os organismos oficiais, para que essa necropsia seja realizada de modo condizente com a legislação.

Rio de Janeiro, 12 de março de 1982.

MURILLO BASTOS BELCHIOR
Presidente

JOSÉ LUIZ GUIMARÃES SANTOS
Secretário-Geral

3. Ter sua dignidade respeitada.

O paciente não pode ser discriminado, desrespeitado ou servir de mero instrumento para que outros obtenham qualquer tipo de vantagem.

4. Ser tratado com toda presteza, diligência, solicitude e respeito.

O não cumprimento de alguns destes itens pelo médico ou hospital tem originado muitas reclamações e ações judiciais.

5. Ser tratado de maneira integral.

O médico, mesmo especialista, deve ter formação generalista e se preocupar com a saúde integral do paciente e não se restringir exclusivamente a valorizar apenas seu campo de atuação. Havendo necessidade, deverá encaminhar o paciente para outro profissional.

6. Não ser mais um número, um caso ou uma história clínica.

O paciente é uma pessoa, com sentimentos e direitos. Tal visão deve ser transmitida já nas primeiras aulas das faculdades de Medicina.

7. Ter direito ao sigilo e preservação da imagem.

Os princípios éticos do médico deverão respeitar tais direitos.

8. Não ser abandonado.

O médico deve se empenhar em realizar e acompanhar o tratamento de seu paciente, podendo contudo, encaminhá-lo a outro colega mais adequado para o quadro ou se tiver de se ausentar.

9. Ter direito a cópia de seu prontuário ou relatório médico.

O médico deve empenhar-se em elaborar o prontuário ou ficha clínica da forma mais completa possível e perfeitamente legível, pois este é seu principal instrumento de defesa, se for alvo de ação judicial ou representação perante o Conselho Regional.

A qualquer momento, é direito do paciente solicitar cópia do prontuário ao médico ou ao hospital.

4

Deveres do Médico

O médico deve inteirar-se de seus deveres, pois seu cumprimento previne a maioria das representações ao Conselho Regional de Medicina e ações judiciais visando reparação de suposto erro médico.

Seus principais deveres são:

1. Dever de informar ao paciente ou seu responsável e familiares, sobre a doença existente ou resultado de exame, com habilidade.

A maneira de prestar informações ao paciente, depende do nível cultural e de seu estado emocional. A família deve ser informada, quando necessário, com clareza, sobre a gravidade, evitando-se otimismo ou pessimismo exagerados.

2. Risco do tratamento clínico.

Informar sobre riscos mais comuns e efeitos colaterais.

Muitas vezes, há necessidade de termo de consentimento informado, por escrito.

O médico deverá avaliar o risco/benefício do tratamento, antes de indicá-lo, em cada caso, respeitadas as particularidades do paciente.

3. **Informar minuciosamente riscos cirúrgicos ou de exames invasivos, inclusive exames de diagnóstico por imagem, que utilizem contrastes.**

Recomenda-se documento escrito, para ciência e anuência do paciente.

4. **Obter o consentimento informado.**

O consentimento informado é dispensável em casos de emergência ou de ação médica compulsória.

5. **Diligência e cuidados inerentes à prática médica.**

A falta de diligência caracterizará a negligência.

Dentre os cuidados inerentes à prática médica, está o dever de o médico se manter atualizado.

O erro no diagnóstico só gera responsabilidade se for grosseiro, evitável, inescusável, sem atenção a princípios elementares, revelando desconhecimento básico. O médico pode não fazer o diagnóstico preciso da doença, mas deve encaminhar o caso adequadamente, prosseguindo na investigação e, se necessário, pedir parecer a outros colegas.

O tratamento é de livre escolha do médico, desde que dentro de certa lógica. O médico não é obrigado a seguir exatamente manuais de terapêutica ou consensos.

6. **Dever de manter o sigilo.**

É princípio ético e reflete respeito ao direito do paciente de prestar informações sob forma reservada.

7. **Dever de não abusar do poder inerente à profissão.**

O médico só poderá realizar experimentos clínicos devidamente aprovados pelo Comitê de Ética da instituição, regularmente constituído e por órgãos competentes. O médico não poderá deixar de atender a pedido do paciente ou de seus familiares se for solicitada a presença de especialista. Não poderá prescrever substâncias psicotrópicas apenas para satisfazer seus pacientes dependentes de drogas, sem indicação precisa. O médico não deverá participar de condutas ou procedimentos ilícitos que envolvam seus serviços.

8. **Dever de não abandonar o paciente.**

Entretanto, o paciente poderá procurar outro profissional para seu acompanhamento, ou o próprio médico poderá indicar profissional mais adequado para o caso. O médico não deverá encaminhar o paciente para pessoa não habilitada.

9. **Dever de não recusar o atendimento, em caso de emergência, quando não haja outro profissional para tal função, disponível no momento.**

10. **Dever de conhecer e obedecer ao Código de Ética Médica e à legislação relacionada à prática médica.**
    O desconhecimento de tais preceitos não é escusável.

11. **Dever de não discriminar.**
    > Código de Ética Médica:
    > Art. 1º – A Medicina é uma profissão a serviço da saúde do ser humano e da coletividade e deve ser exercida sem discriminação de qualquer natureza.

12. **Dever de zelar pela profissão.**
    > Código de Ética Médica:
    > Art. 4º – Ao médico cabe zelar e trabalhar pelo perfeito prestígio e bom conceito da profissão.

13. **Dever de não confundir Medicina com comércio.**
    > Código de Ética Médica
    > Art. 9º – A Medicina não pode, em qualquer circunstância ou de qualquer forma, ser exercida como comércio.

O médico não pode comercializar produtos, direta ou indiretamente. O médico pode apenas cobrar honorários profissionais, pelos serviços médicos prestados.

> Código de Ética Médica
> **Art. 98 – *Remuneração profissional***
> É vedado ao médico:
> Exercer a profissão com interação ou dependência de farmácia, laboratório farmacêutico, óptica, ou qualquer organização destinada à fabricação, manipulação ou comercialização de produtos de prescrição médica de qualquer natureza, exceto quando se tratar de exercício da Medicina do Trabalho.
>
> **Art. 99 – *Remuneração profissional***
> É vedado ao médico:
> Exercer simultaneamente a Medicina e a Farmácia, bem como obter vantagens pela comercialização de medicamentos, órteses ou próteses, cuja compra decorra de influência direta em virtude da sua atividade profissional.

14. **Dever de não causar danos ao paciente, culposa ou dolosamente.**

    Código de Ética Médica
    Art. 29 – É vedado ao médico:
    Praticar atos profissionais danosos ao paciente, que possam ser caracterizados como imperícia, imprudência ou negligência.

A maior parte das queixas ao Conselho Regional de Medicina e ações judiciais decorrem de infração a este artigo.

15. **Dever de não delegar suas funções exclusivas a outros profissionais.**

    Código de Ética médica.
    É vedado ao médico:
    Art. 30 – Delegar a outros profissionais atos ou atribuições exclusivos da profissão médica.

O artigo 30 coloca sob forma expressa que o médico não pode delegar a outros profissionais de saúde o exercício do "ato médico".

16. **Dever de atender a urgências e emergências, mesmo em situação de greve da categoria.**

    Código de Ética Médica.
    É vedado ao médico:
    Art. 35 – Deixar de atender em setores de urgência e emergência, quando for de sua obrigação fazê-lo, colocando em risco a vida de pacientes, mesmo respaldado por decisão majoritária da categoria.

17. **Dever de cumprir a legislação geral e específica relativa à prática médica.**

    Código de Ética Médica.
    É vedado ao médico:
    Art. 43 – Descumprir legislação específica nos casos de transplantes de órgãos ou tecidos, esterilização, fecundação artificial e abortamento.

O artigo 43 obriga o médico a se inteirar da legislação relacionada aos tópicos citados. O não cumprimento da legislação poderá ocasionar sanções éticas e penais de suma gravidade.

18. **Dever de atuar com isenção e dentro de sua competência, se servir como perito ou auditor.**

Código de Ética Médica.
É vedado ao Médico:
Art. 118 – Deixar de atuar com absoluta isenção quando designado para servir como perito ou auditor, assim como ultrapassar os limites das suas atribuições e competência.
Art. 119 – Assinar laudo pericial ou de verificação médico-legal, quando não o tenha realizado, ou participado pessoalmente do exame.

O médico pode ser chamado como perito em ações judiciais, sendo absolutamente necessária sua imparcialidade, bem como ter competência para atuar no caso, ao aceitar.

5

Principais Normas Constitucionais Relacionadas às Ações e Serviços de Saúde

CONSTITUIÇÃO FEDERAL

Art. 197 – São de relevância pública as ações e serviços de saúde, cabendo ao Poder Público dispor, nos termos da lei, sobre sua regulamentação, fiscalização e controle, devendo sua execução ser feita diretamente ou através de terceiros e, também, por pessoa física ou jurídica de direito privado.

Art. 198 – As ações e serviços públicos de saúde integram uma rede regionalizada e hierarquizada e constituem um sistema único, organizado de acordo com as seguintes diretrizes:

I – descentralização, com direção única em cada esfera de governo;

II – atendimento integral, com prioridade para as atividades preventivas, sem prejuízo dos serviços assistenciais;

III – participação da comunidade.

§1º – O sistema único de saúde será financiado, nos termos do artigo 195, com recursos do orçamento da seguridade social, da União, dos Estados, do Distrito Federal e dos Municípios, além de outras fontes.

Art. 199 – A assistência à saúde é livre à iniciativa privada.

§1º – As instituições privadas poderão participar de forma complementar do Sistema Único de Saúde, segundo diretrizes deste, mediante contrato de direito público ou convênio, tendo preferência as entidades filantrópicas e as sem fins lucrativos.

§2º – É vedada a destinação de recursos públicos para auxílios ou subvenções às instituições privadas com fins lucrativos.

§3º – É vedada a participação direta e indireta de empresas ou capitais estrangeiros na assistência à saúde no País, salvo nos casos previstos na lei.

§4º – A lei disporá sobre as condições e os requisitos que facilitem a remoção de órgãos, tecidos e substâncias humanas para fins de transplante, pesquisa e tratamento, bem como a coleta, processamento e transfusão de sangue e seus derivados, sendo vedado todo tipo de comercialização.

Art. 200 – Ao Sistema Único de Saúde compete, além de outras atribuições, nos termos da lei:

I – Controlar e fiscalizar procedimentos, produtos e substâncias de interesse para a saúde e participar da produção de medicamentos, equipamentos, imunobiológicos, hemoderivados e outros insumos;

II – Executar as ações de vigilância sanitária epidemiológica, bem como as de saúde do trabalhador;

III – Ordenar a formação de recursos humanos na área de saúde;

IV – Participar da formulação da política e da execução das ações de saneamento básico;

V – Incrementar em sua área de atuação o desenvolvimento científico e tecnológico;

VI – Fiscalizar e inspecionar alimentos ,compreendido o controle de seu teor nutricional, bem como bebidas e águas para consumo humano;

VII – Participar do controle e fiscalização da produção, transporte, guarda e utilização de substâncias e produtos psicoativos, tóxicos e radioativos;

VIII – Colaborar na proteção do meio ambiente, nele compreendido o do trabalho.

Portanto, são inúmeras as atribuições do Sistema Único de Saúde, que, para serem cumpridas adequadamente, demandariam recursos compatíveis.

6

Igualdade perante a Lei – Direito de Resposta. Indenização por dano material, moral ou à imagem

> **CONSTITUIÇÃO FEDERAL – ARTIGO 5º**
>
> Todos são iguais perante a lei, sem distinção de qualquer natureza, garantindo-se aos brasileiros e aos estrangeiros residentes no País a inviolabilidade do direito à vida, à liberdade, à segurança e à propriedade.
> V – é assegurado o direito de resposta, proporcional ao agravo, além da indenização por dano material, moral ou à imagem.
> X – são invioláveis a intimidade, a vida privada, a honra e a imagem das pessoas, assegurando o direito à indenização pelo dano material ou moral decorrente de sua violação.

A inviolabilidade de direito à vida garante a prestação de serviços médicos para preservá-la.

A Constituição ampara o direito de indenização por dano material, moral ou à imagem.

O Código Civil prevê hipóteses de reparação civil e indenizações:

> **Art. 186** – Aquele que, por ação ou omissão voluntária, negligência ou imprudência, violar direito e causar dano a outrem, ainda que exclusivamente moral, comete ato ilícito.
> **Art. 389** – Não cumprida a obrigação, responde o devedor por perdas e danos, mais juros e atualização monetária segundo índices oficiais regularmente estabelecidos, e honorários de advogado.

Art. 391 – Pelo inadimplemento das obrigações respondem todos os bens do devedor.

Art. 927 – Aquele que, por ato ilícito (artigos 186 e 187), causar dano a outrem, fica obrigado a repará-lo.

Parágrafo único. Haverá obrigação de reparar o dano, independentemente de culpa, nos casos especificados em lei, ou quando a atividade normalmente desenvolvida pelo autor do dano implicar, por sua natureza, risco para os direitos de outrem.

Art. 932 – São também responsáveis pela reparação civil:

III – O empregador ou comitente, por seus empregados, serviçais e prepostos, no exercício do trabalho que lhes competir, ou em razão dele;

Art. 942 – Os bens do responsável pela ofensa ou violação do direito de outrem ficam sujeitos à reparação do dano causado: e, se a ofensa tiver mais de um autor, todos responderão solidariamente pela reparação.

Art. 948 – No caso de homicídio, a indenização consiste, sem excluir outras reparações:

I – no pagamento das despesas com o tratamento da vítima, seu funeral e o luto da família;

II – na prestação de alimentos às pessoas a quem o morto os devia, levando-se em conta a duração provável da vida da vítima.

Art. 949 – No caso de lesão ou de outra ofensa à saúde, o ofensor indenizará o ofendido das despesas do tratamento e dos lucros cessantes, até o fim da convalescença, além de algum outro prejuízo que o ofendido prove haver sofrido.

Art. 950 – Se da ofensa resultar defeito, pelo qual o ofendido não possa exercer o seu ofício ou profissão, ou se lhe diminua a capacidade de trabalho, a indenização, além das despesas do tratamento e lucros cessantes até o fim da convalescença, incluirá pensão correspondente à importância do trabalho para que se inabilitou, ou da depreciação que ele sofreu.

Parágrafo único. O prejudicado, se preferir, poderá exigir que a indenização seja arbitrada e paga de uma só vez.

Art. 951 – O disposto nos artigos 948, 949 e 950 aplica-se ainda no caso de indenização devida por aquele que, no exercício de atividade profissional, por negligência, imprudência ou imperícia, causar morte do paciente, agravar-lhe o mal, causar-lhe lesão, ou inabilitá-lo para o trabalho.

O Código de Processo Civil, em seu **Artigo 602**, afirma:

Toda vez que a indenização por ato ilícito incluir prestação de alimentos, o juiz, quanto a esta parte condenará o devedor a constituir um capital, cuja renda assegure o seu cabal cumprimento.

A Súmula 341 do Superior Tribunal de Justiça estabelece:

> É presumida a culpa do patrão ou comitente pelo ato culposo do empregado ou preposto.

A Súmula 37 do Superior Tribunal de Justiça aborda a cumulatividade das indenizações:

> São cumuláveis as indenizações por dano material e dano moral oriundos do mesmo fato.

A Súmula 490 do Superior Tribunal de Justiça, aborda a pensão em caso de indenização:

> A pensão correspondente à indenização oriunda de responsabilidade civil deve ser calculada com base no salário mínimo vigente ao tempo da sentença e ajustar-se-á às variações ulteriores.

7

Doação e Transplante de Órgãos e Tecidos

A matéria é regulamentada por extensa legislação, transcrevendo-se abaixo as principais normas:

> Código de Ética Médica
> É vedado ao Médico:
> **Art. 72** – Participar do processo de diagnóstico da morte ou da decisão de suspensão dos meios artificiais de prolongamento da vida de possível doador, quando pertencente à equipe de transplante.
> **Art. 75** – Participar direta ou indiretamente da comercialização de órgãos ou tecidos humanos.

Tal comercialização é proibida no Brasil, não apenas para médicos.

> **Art. 14** Código Civil
> É válida, com objetivo científico, ou altruístico, a disposição gratuita do próprio corpo, no todo ou em parte, para depois da morte.
>
> **RESOLUÇÃO 1544/99 DO CONSELHO FEDERAL DE MEDICINA**
> O Conselho Federal de Medicina, no uso das atribuições conferidas pela Lei nº 3.268, de 30 de setembro de 1957, regulamentada pelo Decreto nº 44.045, de 19 de julho de 1958, e regido pela Lei nº 9.649, de 27.5.1998, e
> CONSIDERANDO a importância médica da utilização de sangue de cordão umbilical e placenta como recurso terapêutico em diversas situações;
> CONSIDERANDO a relevância social que tais procedimentos adquirem em nosso país, bem como seus elevados custos;

CONSIDERANDO o constante no Parecer CFM nº 10/99 e o decidido na Sessão Plenária de 9.4.1999,

RESOLVE:

Art. 1º – A obtenção de amostras de sangue de cordão umbilical e placenta será de natureza gratuita e voluntária, mediante esclarecimento da finalidade, da técnica e demais itens dispostos nesta Resolução, sendo vedada a comercialização com fins lucrativos.

Parágrafo único. Fica aprovado o termo de consentimento esclarecido, anexo, a ser aplicado por equipe multidisciplinar coordenada por médico.

Art. 2º – As amostras de sangue de cordão umbilical e placenta obtidas serão utilizadas apenas com finalidade terapêutica ou de pesquisa, sendo vedada a sua utilização para outros fins, inclusive determinação de paternidade.

Art. 3º – As informações a respeito dos doadores e receptores de sangue de cordão umbilical e placenta serão de natureza confidencial, exceto quando geneticamente relacionados.

Art. 4º – Quando da doação, deverá ser registrada a utilização da amostra, a qual será classificada como autóloga (para utilização apenas pelo próprio recém-nato já doente), para familiar (para utilização por um familiar geneticamente relacionado já doente) ou para não-relacionados (para qualquer pessoa que possa vir a precisar de um transplante).

Parágrafo único. Não serão aceitas doações não-relacionadas dirigidas especificamente a uma pessoa.

Art. 5º – A instituição coletora da amostra deverá assegurar, de forma direta ou indireta, o acompanhamento pós-parto para mãe e filho por pelo menos 3 meses após o nascimento, com a finalidade de detectar possíveis alterações clínicas ou laboratoriais pós-parto.

Parágrafo único – Quando a testagem da amostra de sangue de cordão umbilical e placenta apontar a existência de doenças, tal fato deverá ser comunicado ao responsável pela doação e adotadas as medidas necessárias para a terapêutica adequada, sendo tais amostras descartadas.

Art. 6º – Os diretores técnicos das instituições executoras dos procedimentos de coleta, processamento, armazenamento, distribuição e utilização das amostras de sangue de cordão umbilical e placenta são responsáveis pela observação das normas técnicas determinadas pelas autoridades sanitárias competentes.

Art. 7º – Esta Resolução entrará em vigor na data de sua publicação.

Brasília – DF, 9 de abril de 1999.
WALDIR PAIVA MESQUITA
Presidente
ANTÔNIO HENRIQUE PEDROSA NETO
Secretário–Geral

LEI 10211/2001 QUE ALTEROU A LEI 9434/97

Altera dispositivos da Lei nº 9.434, de 4 de fevereiro de 1997, que "dispõe sobre a remoção de órgãos, tecidos e partes do corpo humano para fins de transplante e tratamento". O PRESIDENTE DA REPÚBLICA Faço saber que o Congresso Nacional decreta e eu sanciono a seguinte Lei: Art. 1º Os dispositivos adiante indicados, da Lei nº 9.434, de 4 de fevereiro de 1997, passam a vigorar com a seguinte redação: "Art. 2º .... "Parágrafo único. A realização de transplantes ou enxertos de tecidos, órgãos e partes do corpo humano só poderá ser autorizada após a realização, no doador, de todos os testes de triagem para diagnóstico de infecção e infestação exigidos em normas regulamentares expedidas pelo Ministério da Saúde." (NR) "Art. 4º A retirada de tecidos, órgãos e partes do corpo de pessoas falecidas para transplantes ou outra finalidade terapêutica, dependerá da autorização do cônjuge ou parente, maior de idade, obedecida a linha sucessória, reta ou colateral, até o segundo grau inclusive, firmada em documento subscrito por duas testemunhas presentes à verificação da morte." (NR) "Parágrafo único. (VETADO)" "Art. 8º Após a retirada de tecidos, órgãos e partes, o cadáver será imediatamente necropsiado, se verificada a hipótese do parágrafo único do art. 7º , e, em qualquer caso, condignamente recomposto para ser entregue, em seguida, aos parentes do morto ou seus responsáveis legais para sepultamento." (NR) "Art. 9º É permitida à pessoa juridicamente capaz dispor gratuitamente de tecidos, órgãos e partes do próprio corpo vivo, para fins terapêuticos ou para transplantes em cônjuge ou parentes consangüíneos até o quarto grau, inclusive, na forma do § 4º deste artigo, ou em qualquer outra pessoa, mediante autorização judicial, dispensada esta em relação à medula óssea. ...." (NR) "Art. 10. O transplante ou enxerto só se fará com o consentimento expresso do receptor, assim inscrito em lista única de espera, após aconselhamento sobre a excepcionalidade e os riscos do procedimento." (NR) "§ 1º Nos casos em que o receptor seja juridicamente incapaz ou cujas condições de saúde impeçam ou comprometam a manifestação válida da sua vontade, o consentimento de que trata este artigo será dado por um de seus pais ou responsáveis legais." (NR) "§ 2º A inscrição em lista única de espera não confere ao pretenso receptor ou à sua família direito subjetivo a indenização, se o transplante não se realizar em decorrência de alteração do estado de órgãos, tecidos e partes, que lhe seriam destinados, provocado por acidente ou incidente em seu transporte." (NR) Art. 2º As manifestações de vontade relativas à retirada "post mortem" de tecidos, órgãos e partes, constantes da Carteira de Identidade Civil e da Carteira Nacional de Habilitação, perdem sua validade a partir de 22 de dezembro de 2000. Art. 3º Ficam convalidados os atos praticados com base na Medida Provisória nº 2.083-32, de 22 de fevereiro de 2001. Art. 4º Ficam revogados os §§ 1º a 5º do art. 4º da Lei nº 9.434, de 4 de fevereiro de 1997. Art. 5º Esta Lei entra em vigor na data de sua publicação. Brasília, 23 de março de 2001; 180º da Independência e 113º da República. FERNANDO HENRIQUE CARDOSO José Gregori José Serra.

DECRETO FEDERAL Nº 2.268, DE 30 JUNHO DE 1997
Diário Oficial da União; Poder Executivo, Brasília, DF, 1 jul. 1997. Seção 1, p. 13739

Regulamenta a Lei nº 9.434, de 4 de fevereiro de 1997, que dispõe sobre a remoção de órgãos, tecidos e partes do corpo humano para fim de transplante e tratamento, e dá outras providências.

O PRESIDENTE DA REPÚBLICA, no uso da atribuição que lhe confere o artigo 84, inciso IV, da Constituição, e tendo em vista o disposto na Lei nº 9.434, de 4 de fevereiro de 1997,

DECRETA:

DISPOSIÇÕES PRELIMINARES
Art. 1º – A remoção de órgãos, tecidos e partes do corpo humano e sua aplicação em transplantes, enxertos ou outra finalidade terapêutica, nos termos da Lei nº 9.434, de 4 de fevereiro de 1997, observará o disposto neste Decreto.
Parágrafo único. Não estão compreendidos entre os tecidos a que se refere este Decreto o sangue, o esperma e o óvulo.

CAPÍTULO I
DO SISTEMA NACIONAL DE TRANSPLANTE – SNT

SEÇÃO I
Da Estrutura

Art. 2º – Fica organizado o Sistema Nacional de Transplante – SNT, que desenvolverá o processo de captação e distribuição de tecidos, órgãos e partes retirados do corpo humano para finalidades terapêuticas.
Parágrafo único. O SNT tem como âmbito de intervenção as atividades de conhecimento de morte encefálica verificada em qualquer ponto do território nacional e a determinação do destino dos tecidos, órgãos e partes retirados.

Art. 3º – Integram o SNT:
I – o Ministério da Saúde;
II – as Secretarias de Saúde dos Estados e do Distrito Federal ou órgãos equivalentes;

III – as Secretarias de Saúde dos Municípios ou órgãos equivalentes;
IV – os estabelecimentos hospitalares autorizados;
V – a rede de serviços auxiliares necessários à realização de transplantes.

SEÇÃO II
Do Órgão Central

Art. 4º – O Ministério da Saúde, por intermédio de unidade própria, prevista em sua estrutura regimental, exercerá as funções de órgão central do SNT, cabendo-lhe, especificamente:
I – coordenar as atividades de que trata este Decreto;
II – expedir normas e regulamentos técnicos para disciplinar os procedimentos estabelecidos neste Decreto e para assegurar o funcionamento ordenado e harmônico do SNT e o controle, inclusive social, das atividades que desenvolva;
III – gerenciar a lista única nacional de receptores, com todas as indicações necessárias à busca, em todo o território nacional, de tecidos, órgãos e partes compatíveis com as suas condições orgânicas;
IV – autorizar estabelecimentos de saúde e equipes especializadas a promover retiradas, transplantes ou enxertos de tecidos, órgãos e partes;
V – avaliar o desempenho do SNT, mediante análise de relatórios recebidos dos órgãos estaduais e municipais que o integram;
VI – articular-se com todos os integrantes do SNT para a identificação e correção de falhas verificadas no seu funcionamento;
VII – difundir informações e iniciativas bem sucedidas, no âmbito do SNT, e promover intercâmbio com o exterior sobre atividades de transplantes;
VIII – credenciar centrais de notificação, captação e distribuição de órgãos, de que trata a Seção IV deste Capítulo;
IX – indicar, dentre os órgãos mencionados no inciso anterior, aquele de vinculação dos estabelecimentos de saúde e das equipes especializadas, que tenha autorizado, com sede ou exercício em Estado, onde ainda não se encontre estruturado ou tenha sido cancelado ou desativado o serviço, ressalvado o disposto no § 3º do artigo seguinte.

SEÇÃO III
Dos Órgãos Estaduais

Art. 5º – As Secretarias de Saúde dos Estados, do Distrito Federal e dos Municípios ou órgãos equivalentes, para que se integrem ao SNT, deverão instituir, na respectiva estrutura organizacional, unidade com o perfil e as funções indicadas na Seção seguinte.
§ 1º – Instituída a unidade referida neste artigo, a Secretaria de Saúde, a que se vincular, solicitará ao órgão central o seu credenciamento junto ao SNT, assumindo os encargos que lhes são próprios, após deferimento.

§ 2º – O credenciamento será concedido por prazo indeterminado, sujeito a cancelamento, em caso de desarticulação com o SNT.

§ 3º – Os Estados poderão estabelecer mecanismos de cooperação para o desenvolvimento em comum das atividades de que trata este Decreto, sob coordenação de qualquer unidade integrante do SNT.

SEÇÃO IV
Das Centrais de Notificação, Captação e Distribuição de Órgãos – CNCDOs

Art. 6º – As Centrais de Notificação, Captação e Distribuição de Órgãos – CNCDOs serão as unidades executivas das atividades do SNT, afetas ao Poder Público, como previstas neste Decreto.

Art. 7º – Incumbe às CNCDOs:

I – coordenar as atividades de transplantes no âmbito estadual;

II – promover a inscrição de potenciais receptores, com todas as indicações necessárias à sua rápida localização e à verificação de compatibilidade do respectivo organismo para o transplante ou enxerto de tecidos, órgãos e partes disponíveis, de que necessite;

III – classificar os receptores e agrupá-los segundo às indicações do inciso anterior, em ordem estabelecida pela data de inscrição, fornecendo-se-lhes o necessário comprovante;

IV – comunicar ao órgão central do SNT as inscrições que efetuar para a organização da lista nacional de receptores;

V – receber notificações de morte encefálica ou outra que enseje a retirada de tecidos, órgãos e partes para transplante, ocorrida em sua área de atuação;

VI – determinar o encaminhamento e providenciar o transporte de tecidos, órgãos e partes retirados ao estabelecimento de saúde autorizado, em que se encontrar o receptor ideal, observado o disposto no inciso III deste artigo e em instruções ou regulamentos técnicos, expedidos na forma do artigo 28 deste Decreto;

VII – notificar o órgão central do SNT de tecidos, órgãos e partes não aproveitáveis entre os receptores inscritos em seus registros, para utilização dentre os relacionados na lista nacional;

VIII – encaminhar relatórios anuais ao órgão central do SNT sobre o desenvolvimento das atividades de transplante em sua área de atuação;

IX – exercer controle e fiscalização sobre as atividades de que trata este Decreto;

X – aplicar penalidades administrativas por infração às disposições da Lei nº 9.434, de 1997;

XI – suspender, cautelarmente, pelo prazo máximo de sessenta dias, estabelecimentos e equipes especializadas, antes ou no curso do processo de apuração de infração que tenham cometido, se, pelos indícios conhecidos, houver fundadas razões de continuidade de risco de vida ou de agravos intoleráveis à saúde das pessoas;

XII – comunicar a aplicação de penalidade ao órgão central do SNT, que a registrará para consulta quanto às restrições estabelecidas no § 2º do art. 21 da Lei nº 9.434, de 1997, e cancelamento, se for o caso, da autorização concedida;

XIII – acionar o Ministério Público do Estado e outras instituições públicas competentes, para reprimir ilícitos cuja apuração não esteja compreendida no âmbito de sua atuação.

§ 1º – O Município considerado pólo de região administrativa poderá instituir CNCDO, que ficará vinculada à CNCDO estadual.

§ 2º – Os receptores inscritos nas CNCDOs regionais, cujos dados tenham sido previamente encaminhados às CNCDOs estaduais, poderão receber tecidos, órgãos e partes retirados no âmbito de atuação do órgão regional.

§ 3º – Às centrais regionais aplica-se o disposto nos inciso deste artigo, salvo a apuração de infrações e a aplicação de penalidades.

§ 4º – Para o exercício da competência estabelecida no inciso X deste artigo, a CNCDO observará o devido processo legal, assegurado ao infrator o direito de ampla defesa, com os recursos a ela inerentes e, em especial, as disposições da Lei nº 9.434, de 1997, e, no que forem aplicáveis, as da Lei nº 6.437, de 20 de agosto de 1977, e do Decreto nº 77.052, de 19 de janeiro de 1976.

CAPÍTULO II
DA AUTORIZAÇÃO

SEÇÃO I
Das Condições Gerais e Comuns

Art. 8º – A retirada de tecidos, órgãos e partes e o seu transplante ou enxerto só poderão ser realizados por equipes especializadas e em estabelecimentos de saúde, públicos ou privados, prévia e expressamente autorizados pelo Ministério da Saúde.

§ 1º – O pedido de autorização poderá ser formulado para uma ou mais atividades de que trata este Regulamento, podendo restringir-se a tecidos, órgãos ou partes especificados.

§ 2º – A autorização será concedida, distintamente, para estabelecimentos de saúde, equipes especializadas de retirada e de transplante ou enxerto.

§ 3º – Os membros de uma equipe especializada poderão integrar a de outra, desde que nominalmente identificados na relação de ambas, assim como atuar em qualquer estabelecimento de saúde autorizado para os fins deste Decreto.

§ 4º – Os estabelecimentos de saúde e as equipes especializadas firmarão compromisso, no pedido de autorização, de que se sujeitam à fiscalização e ao controle do Poder Público, facilitando o acesso de seus agentes credenciados a instalações, equipamentos e prontuários, observada, quanto a estes a necessária habilitação, em face do caráter sigiloso destes documentos, conforme for estabelecido pelo Conselho Federal de Medicina.

§ 5º – A autorização terá validade pelo prazo de dois anos, renovável por períodos iguais e sucessivos, verificada a observância dos requisitos estabelecidos nas Seções seguintes.

§ 6º – A renovação deverá ser requerida sessenta dias antes do término de sua vigência, prorrogando-se automaticamente a autorização anterior até a manifestação definitiva do Ministério da Saúde.

§ 7º – Os pedidos formulados depois do prazo fixado no parágrafo precedente sujeitam-se à manifestação ali prevista, ficando sem eficácia a autorização a partir da data de expiração de sua vigência e até a decisão sobre o pedido de renovação.

§ 8º – Salvo motivo de força maior, devidamente justificado, a decisão de que trata os §§ 6º e 7º será tomada no prazo de até sessenta dias, a contar do pedido de renovação, sob pena de responsabilidade administrativa.

SEÇÃO II
Dos Estabelecimentos de Saúde

Art. 9º – Os estabelecimentos de saúde deverão contar com serviços e instalações adequados à execução de retirada, transplante ou enxerto de tecidos, órgãos ou partes, atendidas, no mínimo, as seguintes exigências, comprovadas no requerimento de autorização:

I – atos constitutivos, com indicação da representação da instituição, em juízo ou fora dele;

II – ato de designação e posse da diretoria;

III – equipes especializadas de retirada, transplante ou enxerto, com vínculo sob qualquer modalidade contratual ou funcional, autorizadas na forma da Seção III deste Capítulo;

IV – disponibilidade de pessoal qualificado e em número suficiente para desempenho de outras atividades indispensáveis à realização dos procedimentos;

V – condições necessárias de ambientação e de infra-estrutura operacional;

VI – capacidade para a realização de exames e análises laboratoriais necessários aos procedimentos de transplantes;

VII – instrumental e equipamento indispensáveis ao desenvolvimento da atividade a que se proponha.

§ 1º – A transferência da propriedade, a modificação da razão social e a alteração das equipes especializadas por outros profissionais, igualmente autorizados, na forma da Seção seguinte, quando comunicadas no decêndio posterior à sua ocorrência, não prejudicam a validade da autorização concedida.

§ 2º – O estabelecimento de saúde, autorizado na forma deste artigo, só poderá realizar transplante, se, em caráter permanente, observar o disposto no § 1º do artigo seguinte.

SEÇÃO III
Das Equipes Especializadas

Art. 10 – A composição das equipes especializaras será determinada em função do procedimento, mediante integração de profissionais autorizados na forma desta Seção.

§ 1º – Será exigível, no caso de transplante, a definição, em número e habilitação, de profissionais necessários à realização do procedimento, não podendo a equipe funcionar na falta de algum deles.

§ 2º – A autorização será concedida por equipes especializadas, qualquer que seja a sua composição, devendo o pedido, no caso do parágrafo anterior, ser formalizado em conjunto e só será deferido se todos satisfizerem os requisitos exigidos nesta Seção.

Art. 11 – Além da necessária habilitação profissional, os médicos deverão instruir o pedido de autorização com:

I – certificado de pós-graduação, em nível, no mínimo, de residência médica ou título de especialista reconhecido no País;

II – certidão negativa de infração ética, passada pelo órgão de classe em que forem inscritos.

Parágrafo único. Eventuais condenações, anotadas no documento a que se refere o inciso II deste artigo, não são indutoras do indeferimento do pedido, salvo em casos de omissão ou de erro médico que tenha resultado em morte ou lesão corporal de natureza grave.

SEÇÃO IV
Disposições Complementares

Art. 12 – O Ministério da Saúde poderá estabelecer outras exigências, que se tornem indispensáveis à prevenção de quaisquer irregularidades nas práticas de que trata este Decreto.

Art. 13 – O pedido de autorização será apresentado às Secretarias de Saúde do Estado ou do Distrito Federal, que o instruirão com relatório conclusivo quanto à satisfação das exigências estabelecidas neste Decreto e em normas regulamentares, no âmbito de sua área de competência definida na Lei nº 8.080, de 19 de setembro de 1990.

§ 1º – A Secretaria de Saúde diligenciará junto ao requerente para a satisfação de exigência acaso não cumprida, de verificação a seu cargo.

§ 2º – Com manifestação favorável sob os aspectos pertinentes à sua análise, a Secretaria de Saúde remeterá o pedido ao órgão central do SNT, para expedir a autorização, se satisfeitos todos os requisitos estabelecidos neste Decreto e em normas complementares.

CAPÍTULO III
DA DOAÇÃO DE PARTES

SEÇÃO I
Da Disposição para Post-Mortem

Art. 14 – A retirada de tecidos, órgãos e partes, após a morte, poderá ser efetuada, independentemente de consentimento expresso da família, se, em vida, o falecido a isso não tiver manifestado sua objeção.

§ 1º – A manifestação de vontade em sentido contrário à retirada de tecidos, órgãos e partes será plenamente reconhecida se constar da Carteira de Identidade Civil, expedida pelos órgãos de identificação da União, dos Estados e do Distrito Federal, e da Carteira Nacional de Habilitação, mediante inserção, nesses documentos, da expressão "não-doador de órgãos e tecidos".

§ 2º – Sem prejuízo para a validade da manifestação de vontade, como doador presumido, resultante da inexistência de anotações nos documentos de pessoas falecidas, admitir-se-á a doação expressa para retirada após a morte, na forma prevista no Decreto nº 2.170, de 4 de março de 1997, e na Resolução nº 828, de 18 de fevereiro de 1977, expedida pelo Conselho Nacional de Trânsito, com a anotação "doador de órgãos e tecidos" ou, ainda, a doação de tecidos, órgãos ou partes específicas, que serão indicados após a expressão "doador de ...".

§ 3º – Os documentos de que trata o § 1º deste artigo, que venham a ser expedidos, na vigência deste Decreto, conterão, a pedido do interessado, as indicações previstas nos parágrafos anteriores.

§ 4º – Os órgãos públicos referidos no § 1º deverão incluir, nos formulários a serem preenchidos para a expedição dos documentos ali mencionados, espaço a ser utilizado para quem desejar manifestar, em qualquer sentido, a sua vontade em relação à retirada de tecidos, órgãos e partes, após a sua morte.

§ 5º – É vedado aos funcionários dos órgãos de expedição dos documentos mencionados neste artigo, sob pena de responsabilidade administrativa, induzir a opção do interessado, salvo a obrigatoriedade de informá-lo de que, se não assinalar qualquer delas, será considerado doador presumido de seus órgãos para a retirada após a morte.

§ 6º – Equiparam-se à Carteira de Identidade Civil, para os efeitos deste artigo, as carteiras expedidas pelos órgãos de classe, reconhecidas por lei como prova de identidade.

§ 7º – O interessado poderá comparecer aos órgãos oficiais de identificação civil e de trânsito, que procederão à gravação da sua opção na forma dos §§ 1º e 2º deste artigo, em documentos expedidos antes da vigência deste Decreto.

§ 8º – A manifestação de vontade poderá ser alterada, a qualquer tempo, mediante renovação dos documentos.

SEÇÃO II
Da Disposição do Corpo Vivo

Art. 15 – Qualquer pessoa capaz, nos termos da lei civil, pode dispor de tecidos, órgãos e partes de seu corpo para serem retirados, em vida, para fins de transplantes ou terapêuticas.

§ 1º – Só é permitida a doação referida neste artigo, quando se tratar de órgãos duplos ou partes de órgãos, tecidos ou partes, cuja retirada não cause ao doador comprometimento de suas funções vitais e aptidões físicas ou mentais e nem lhe provoque deformação.

§ 2º – A retirada, nas condições deste artigo, só será permitida, se corresponder a uma necessidade terapêutica, comprovadamente indispensável e inadiável, da pessoa receptora.

§ 3º – Exigir-se-á, ainda, para a retirada de rins, a comprovação de, pelo menos, quatro compatibilidades em relação aos antígenos leucocitários humanos (HLA), salvo entre cônjuges e consangüíneos, na linha reta ou colateral, até o terceiro grau inclusive.

§ 4º – O doador especificará, em documento escrito, firmado também por duas testemunhas, qual tecido, órgão ou parte do seu corpo está doando para transplante ou enxerto em pessoa que identificará, todos devidamente qualificados, inclusive quanto à indicação de endereço.

§ 5º – O documento de que trata o parágrafo anterior, será expedido, em duas vias, uma das quais será destinada ao órgão do Ministério Público em atuação no lugar de domicílio do doador, com protocolo de recebimento na outra, como condição para concretizar a doação.

§ 6º – Excetua-se do disposto nos §§ 2º, 4º e 5º a doação de medula óssea.

§ 7º – A doação poderá ser revogada pelo doador a qualquer momento, antes de iniciado o procedimento de retirada do tecido, órgão ou parte por ele especificado.

§ 8º – A extração de parte da medula óssea de pessoa juridicamente incapaz poderá ser autorizada judicialmente, com o consentimento de ambos os pais ou responsáveis legais, se o ato não oferecer risco para a sua saúde.

§ 9º – A gestante não poderá doar tecidos, órgãos ou partes de seu corpo, salvo da medula óssea, desde que não haja risco para a sua saúde e a do feto.

CAPÍTULO IV
DA RETIRADA DE PARTES

SEÇÃO I
Da Comprovação da Morte

Art. 16 – A retirada de tecidos, órgãos e partes poderá ser efetuada no corpo de pessoas com morte encefálica.

§ 1º – O diagnóstico de morte encefálica será confirmado, segundo os critérios clínicos e tecnológicos definidos em resolução do Conselho Federal de Medicina, por dois médicos, no mínimo, um dos quais com título de especialista em neurologia reconhecido no País.

§ 2º – São dispensáveis os procedimentos previstos no parágrafo anterior, quando a morte encefálica decorrer de parada cardíaca irreversível, comprovada por resultado incontestável de exame eletrocardiográfico.

§ 3º – Não podem participar do processo de verificação de morte encefálica médicos integrantes das equipes especializadas autorizadas, na forma deste Decreto, a proceder à retirada, transplante ou enxerto de tecidos, órgãos e partes.

§ 4º – Os familiares, que estiverem em companhia do falecido ou que tenham oferecido meios de contato, serão obrigatoriamente informados do início do procedimento para a verificação da morte encefálica.

§ 5º – Será admitida a presença de médico de confiança da família do falecido no ato de comprovação e atestação da morte encefálica, se a demora de seu comparecimento não tornar, pelo decurso do tempo, inviável a retirada, mencionando-se essa circunstância no respectivo relatório.

§ 6º – A família carente de recursos financeiros poderá pedir que o diagnóstico de morte encefálica seja acompanhado por médico indicado pela direção local do SUS, observado o disposto no parágrafo anterior.

Art. 17 – Antes da realização da necropsia, obrigatória por lei, a retirada de tecidos, órgãos ou partes poderá ser efetuada se estes não tiverem relação com a causa mortis, circunstância a ser mencionada no respectivo relatório, com cópia que acompanhará o corpo à instituição responsável pelo procedimento médico-legal.

Parágrafo único. Excetuam-se, do disposto neste artigo os casos de morte ocorrida sem assistência médica ou em decorrência de causa mal definida ou que necessite de ser esclarecida diante da suspeita de crime, quando a retirada, observadas as demais condições estabelecidas neste Decreto, dependerá de autorização expressa do médico patologista ou legista.

SEÇÃO II
Do Procedimento de Retirada

Art. 18 – Todos os estabelecimentos de saúde deverão comunicar à CNCDO do respectivo Estado, em caráter de urgência, a verificação em suas dependências de morte encefálica.

Parágrafo único. Se o estabelecimento de saúde não dispuser de condições para a comprovação da morte encefálica ou para a retirada de tecidos, órgãos e partes, segundo as exigências deste Decreto, a CNCDO acionará os profissionais habilitados que te encontrarem mais próximos para efetuarem ambos os procedimentos, observado o disposto no § 3º do art. 16 deste Decreto.

Art. 19 – Não se efetuará a retirada se não for possível a identificação do falecido por qualquer dos documentos previstos nos §§ 1º e 6º do art. 14 deste Decreto.

§ 1º – Se dos documentos do falecido constarem opções diferentes, será considerado válido, para interpretação de sua vontade, o de expedição mais recente.

§ 2º – Não supre as exigências deste artigo o simples reconhecimento de familiares, se nenhum dos documentos de identificação do falecido for encontrado.

§ 3º – Qualquer rasura ou vestígios de adulteração dos documentos, em relação aos dados previstos nos §§ 1º e 6º do art. 14, constituem impedimento para a retirada de tecidos, órgãos e partes, salvo se, no mínimo, dois consangüíneos do falecido, seja na linha reta ou colateral, até o segundo grau inclusive, conhecendo a sua vontade, quiserem autorizá-la.

§ 4º – A retirada de tecidos, órgãos e partes do cadáver de pessoas incapazes dependerá de autorização expressa de ambos os pais, se vivos, ou de quem lhes detinha, ao tempo da morte, o pátrio poder, a guarda judicial, a tutela ou curatela.

Art. 20 – A retirada de tecidos, órgãos e partes do corpo vivo será precedida da comprovação de comunicação ao Ministério Público e da verificação das condições de saúde do doador para melhor avaliação de suas conseqüências e comparação após o ato cirúrgico.

Parágrafo único. O doador será prévia e obrigatoriamente informado sobre as conseqüências e riscos possíveis da retirada de tecidos, órgãos ou partes de seu corpo, para doação, em documento lavrados na ocasião, lido em sua presença e acrescido de outros esclarecimentos que pedir e, assim, oferecido à sua leitura e assinatura e de duas testemunhas, presentes ao ato.

SEÇÃO III
Da Recomposição do Cadáver

Art. 21 – Efetuada a retirada, o cadáver será condignamente recomposto, de modo a recuperar, tanto quanto possível, sua aparência anterior, com cobertura das regiões com ausência de pele e enchimento, com material adequado, das cavidades resultantes da ablação.

CAPÍTULO V
DO TRANSPLANTE OU ENXERTO

SEÇÃO I
Do Consentimento do Receptor

Art. 22 – O transplante ou enxerto só se fará com o consentimento expresso do receptor, após devidamente aconselhado sobre a excepcionalidade e os riscos do procedimento.

§ 1º – Se o receptor for juridicamente incapaz ou estiver privado dos meios de comunicação oral ou escrita ou, ainda, não souber ler e escrever, o consentimento para a realização do transplante será dado por um de seus pais ou responsáveis legais, na ausência dos quais, a decisão caberá ao médico assistente, se não for possível, por outro modo, mantê-lo vivo.

§ 2º – A autorização será aposta em documento, que conterá as informações sobre o procedimento e as perspectivas de êxito ou insucesso, transmitidas ao receptor, ou, se for o caso, às pessoas indicadas no parágrafo anterior.

§ 3º – Os riscos considerados aceitáveis pela equipe de transplante ou enxerto, em razão dos testes aplicados na forma do art. 24, serão informados ao receptor que poderá assumi-los, mediante expressa concordância, aposta no documento previsto no parágrafo anterior, com indicação das seqüelas previsíveis.

SEÇÃO II
Do Procedimento de Transplante

Art. 23 – Os transplantes somente poderão ser realizados em pacientes com doença progressiva ou incapacitante, irreversível por outras técnicas terapêuticas, cuja classificação, com esse prognóstico, será lançada no documento previsto no § 2º do artigo anterior.

Art. 24 – A realização de transplantes ou enxertos de tecidos, órgãos ou partes do corpo humano só será autorizada após a realização, no doador, de todos os testes para diagnóstico de infecções e afecções, principalmente em relação ao sangue, observando-se, quanto a este, inclusive os exigidos na triagem para doação, segundo dispõem a Lei nº 7.649, de 25 de janeiro de 1988, e regulamentos do Poder Executivo.

§ 1º – As equipes de transplantes ou enxertos só poderão realizá-los se os exames previstos neste artigo apresentarem resultados que afastem qualquer prognóstico de doença incurável ou letal para o receptor.

§ 2º – Não serão transplantados tecidos, órgãos e partes de portadores de doenças que constem de listas de exclusão expedidas pelo órgão central do SNT.

§ 3º – O transplante dependerá, ainda, dos exames necessários à verificação de compatibilidade sangüínea e histocompatibilidade com o organismo de receptor inscrito, em lista de espera, nas CNCDOs.

§ 4º – A CNCDO, em face das informações que lhe serão passadas pela equipe de retirada, indicará a destinação dos tecidos, órgãos e partes removidos, em estrita observância à ordem de receptores inscritos, com compatibilidade para recebê-los.

§ 5º – A ordem de inscrição, prevista no parágrafo anterior, poderá deixar de ser observada, se, em razão da distância e das condições de transporte, o tempo estimado de deslocamento do receptor selecionado tornar inviável o transplante de tecidos, órgãos ou partes retirados ou se deles necessitar quem se encontre em iminência de óbito, segundo avaliação da CNCDO, observados os critérios estabelecidos pelo órgão central do SNT.

SEÇÃO III
Dos Prontuários

Art. 25 – Além das informações usuais e sem prejuízo do disposto no § 1º do art. 3º da Lei nº 9.434, 1997, os prontuários conterão:

I – no do doador morto, os laudos dos exames utilizados para a comprovação da morte encefálica e para a verificação da viabilidade da utilização, nas finalidades previstas neste Decreto, dos tecidos, órgãos ou portes que lhe tenham sido retirados e, assim, relacionados, bem como o original ou cópia autenticada dos documentos utilizados para a sua identificação;

II – no do doador vivo, o resultado dos exames realizados para avaliar as possibilidades de retirada e transplante dos tecidos, órgãos e partes doados, assim como a comunicação, ao Ministério Público, da doação efetuada de acordo com o disposto nos §§ 4º e 5º do art. 15 deste Decreto;

III – no do receptor, a prova de seu consentimento, na forma do art. 22, cópia dos laudos dos exames previstos nos incisos anteriores, conforme o caso e, bem assim, os realizados para o estabelecimento da compatibilidade entre seu organismo e o do doador.

Art. 26 – Os prontuários, com os dados especificados no artigo anterior, serão mantidos pelo prazo de cinco anos nas instituições onde foram realizados os procedimentos que registram.

Parágrafo único. Vencido o prazo previsto neste artigo, os prontuários poderão ser confiados à responsabilidade da CNCDO do Estado de sede da instituição responsável pelo procedimento a que se refiram, devendo, de qualquer modo, permanecer disponíveis pelo prazo de 20 anos, para eventual investigação criminal.

DISPOSIÇÕES FINAIS E TRANSITÓRIAS

Art. 27 – Aplica-se o disposto no § 3º do art. 19 à retirada de tecido, órgãos ou partes de pessoas falecidas, até seis meses após a publicação deste Decreto, cujo documentos tenham sido expedidos em data anterior à sua vigência.

Art. 28 – É o Ministério da Saúde autorizado a expedir instruções e regulamentos necessários à aplicação deste Decreto.

Art. 29 – Enquanto não for estabelecida a estrutura regimental do Ministério da Saúde, a sua Secretaria de Assistência à Saúde exercerá as funções de órgão central do SNT.

Art. 30 – A partir da vigência deste Decreto, tecidos, órgãos ou partes não poderão ser transplantados em receptor não indicado pelas CNCDOs.

Parágrafo único. Até a criação das CNCDOs, as competências que lhes são cometidas por este Decreto, poderão, pelo prazo máximo de um ano, ser exercidos pelas Secretarias de Saúde dos Estados e do Distrito Federal.

Art. 31 – Não se admitirá inscrição de receptor de tecidos, órgãos ou partes em mais de uma CNCDO.

§ 1º – Verificada a duplicidade de inscrição, o órgão central do SNT notificará o receptor para fazer a sua opção por uma delas, no prazo de quinze dias, vencido o qual, sem resposta, excluirá da lista a mais recente e comunicará o fato à CNCDO, onde ocorreu a inscrição, para igual providência.

§ 2º – A inscrição em determinada CNCDO não impedirá que o receptor se submeta a transplante ou enxerto em qualquer estabelecimento de saúde autorizado, se, pela lista sob controle do órgão central do SNT, for o mais indicado para receber tecidos, órgãos ou partes retirados e não aproveitados, de qualquer procedência.

Art. 32 – Ficam convalidadas as inscrições de receptores efetuadas por CNCDOs ou órgãos equivalentes, que venham funcionando em Estados da Federação, se atualizadas pela ordem crescente das respectivas datas e comunicadas ao órgão central do SNT.

Art. 33 – Caberá aos estabelecimentos de saúde e às equipes especializadas autorizados a execução de todos os procedimentos médicos previstos neste Decreto, que serão remunerados segundo os respectivos valores fixados em tabela aprovada pelo Ministério da Saúde.

Parágrafo único. Os procedimentos de diagnóstico de morte encefálica, de manutenção homeostática do doador e da retirada de tecidos, órgãos ou partes, realizados por estabelecimento hospitalar privado, poderão, conjunta ou separadamente, ser custeados na forma do caput, independentemente de contrato ou convênio, mediante declaração do receptor, ou, no caso de óbito, por sua família, na presença de funcionários da CNCDO, de que tais serviços não lhe foram cobrados.

Art. 34 – Este Decreto entrará em vigor na data de sua publicação.
Art. 35 – Fica revogado o Decreto nº 879, de 22 de julho de 1993.
Brasília, 30 de junho de 1997; 176º da Independência e 109º da República.

FERNANDO HENRIQUE CARDOSO
Carlos César de Albuquerque

RESOLUÇÃO nº 1.480/97 do Conselho Regional de Medicina.

O Conselho Federal de Medicina, no uso das atribuições conferidas pela Lei nº 3.268, de 30 de setembro de 1957, regulamentada pelo Decreto nº 44.045, de 19 de julho de 1958 e,
CONSIDERANDO que a Lei nº 9.434, de 4 de fevereiro de 1997, que dispõe sobre a retirada de órgãos, tecidos e partes do corpo humano para fins de transplante e tratamento, determina em seu artigo 3º que compete ao Conselho Federal de Medicina definir os critérios para diagnóstico de morte encefálica;
CONSIDERANDO que a parada total e irreversível das funções encefálicas equivale à morte, conforme critérios já bem estabelecidos pela comunidade científica mundial;
CONSIDERANDO o ônus psicológico e material causado pelo prolongamento do uso de recursos extraordinários para o suporte de funções vegetativas em pacientes com parada total e irreversível da atividade encefálica;
CONSIDERANDO a necessidade de judiciosa indicação para interrupção do emprego desses recursos;
CONSIDERANDO a necessidade da adoção de critérios para constatar, de modo indiscutível, a ocorrência de morte;
CONSIDERANDO que ainda não há consenso sobre a aplicabilidade desses critérios em crianças menores de 7 dias e prematuros,

RESOLVE:
Art. 1º – A morte encefálica será caracterizada através da realização de exames clínicos e complementares durante intervalos de tempo variáveis, próprios para determinadas faixas etárias.
Art. 2º – Os dados clínicos e complementares observados quando da caracterização da morte encefálica deverão ser registrados no "termo de declaração de morte encefálica" anexo a esta Resolução.

Parágrafo único. As instituições hospitalares poderão fazer acréscimos ao presente termo, que deverão ser aprovados pelos Conselhos Regionais de Medicina da sua jurisdição, sendo vedada a supressão de qualquer de seus itens.

Art. 3º – A morte encefálica deverá ser conseqüência de processo irreversível e de causa conhecida.

Art. 4º – Os parâmetros clínicos a serem observados para constatação de morte encefálica são: coma aperceptivo com ausência de atividade motora supra-espinal e apnéia.

Art. 5º – Os intervalos mínimos entre as duas avaliações clínicas necessárias para a caracterização da morte encefálica serão definidos por faixa etária, conforme abaixo especificado:
 a) de 7 dias a 2 meses incompletos – 48 horas;
 b) de 2 meses a 1 ano incompleto – 24 horas;
 c) de 1 ano a 2 anos incompletos – 12 horas;
 d) acima de 2 anos – 6 horas.

Art. 6º – Os exames complementares a serem observados para constatação de morte encefálica deverão demonstrar de forma inequívoca:
 a) ausência de atividade elétrica cerebral ou,
 b) ausência de atividade metabólica cerebral ou,
 c) ausência de perfusão sangüínea cerebral.

Art. 7º – Os exames complementares serão utilizados por faixa etária, conforme abaixo especificado:
 a) acima de 2 anos – um dos exames citados no Art. 6º, alíneas "a", "b" e "c";
 b) de 1 a 2 anos incompletos: um dos exames citados no Art. 6º, alíneas "a", "b" e "c". Quando optar-se por eletrencefalograma, serão necessários 2 exames com intervalo de 12 horas entre um e outro;
 c) de 2 meses a 1 ano incompleto – 2 eletrencefalogramas com intervalo de 24 horas entre um e outro;
 d) de 7 dias a 2 meses incompletos – 2 eletrencefalogramas com intervalo de 48 horas entre um e outro.

Art. 8º – O Termo de Declaração de Morte Encefálica, devidamente preenchido e assinado, e os exames complementares utilizados para diagnóstico da morte encefálica deverão ser arquivados no próprio prontuário do paciente.

Art. 9º – Constatada e documentada a morte encefálica, deverá o Diretor-Clínico da instituição hospitalar, ou quem for delegado, comunicar tal fato aos responsáveis legais do paciente, se houver, e à Central de Notificação,

Captação e Distribuição de Órgãos a que estiver vinculada a unidade hospitalar onde o mesmo se encontrava internado.

Art. 10 – Esta Resolução entrará em vigor na data de sua publicação e revoga a Resolução CFM nº 1.346/91.

Brasília – DF, 08 de agosto de 1997.
WALDIR PAIVA MESQUITA
Presidente
ANTÔNIO HENRIQUE PEDROSA NETO
Secretário-Geral
Publicada no D.O.U. de 21.08.97 Página 18.227

Código de Ética Médica.
Capítulo VI – Doação e Transplante de Órgãos e Tecidos

É vedado ao médico:

Art. 72 – Participar do processo de diagnóstico da morte ou da decisão de suspensão dos meios artificiais de prolongamento da vida de possível doador, quando pertencente à equipe de transplante.

Art. 73 – Deixar, em caso de transplante, de explicar ao doador ou seu responsável legal, e ao receptor, ou seu responsável legal, em termos compreensíveis, os riscos de exames, cirurgias ou outros procedimentos.

Art. 74 – Retirar órgão de doador vivo, quando iterdito ou incapaz, mesmo com autorização de seu responsável legal.

Art. 75 – Participar direta ou indiretamente da comercialização de órgãos ou tecidos humanos.

8

Atestado e Boletim Médicos

Código de Ética Médica

É vedado ao Médico:

Art. 39 – Receitar ou atestar de forma secreta ou ilegível, assim como assinar em branco folhas de receituários, laudos, atestados ou quaisquer outros documentos médicos.

Art. 110 – Fornecer atestado sem ter praticado o ato profissional que o justifique, ou que não corresponda à verdade.

Art. 111 – Utilizar-se do ato de atestar como forma de angariar clientela.

Código Penal
Falsidade do Atestado Médico
Art. 302 – Dar o médico, no exercício da sua profissão, atestado falso:
Pena – detenção, de um mês a um ano.
Parágrafo único. Se o crime é cometido com o fim de lucro, aplica-se também multa.

Alguns médicos não estão cientes da gravidade do ato e das penas impostas à falsidade de um atestado médico.

Certos pacientes, por ignorarem a lei, solicitam atestado falso ao médico, principalmente para justificar faltas ao trabalho ou à escola.

O médico só deve fornecer atestado após exame cuidadoso do paciente, para que corresponda à verdade e reflita sua opinião sobre o caso, no momento.

O erro de diagnóstico não caracteriza atestado falso, desde que não haja dolo.

Se um atestado prejudicar direito, criar obrigação ou alterar a verdade sobre fato juridicamente relevante, poderá constituir crime de falsidade ideológica, cuja pena é de 1 (um) a 5 (cinco) anos de reclusão e multa, se o documento é público e reclusão de 1 (um) a 3 (três) anos e multa, se o documento é particular, de acordo com o artigo 299 do Código Penal.

9

Prescrição de Medicamentos

A prescrição de medicamentos deve seguir normas da portaria ANVISA nº 344 de 12/05/98 e lei 5.991.

A receita deve ser escrita à tinta, em língua portuguesa, por extenso, com caligrafia legível, seguindo a nomenclatura e sistema de pesos e medidas oficiais.

Deve conter o nome completo e endereço residencial do paciente.

O nome do medicamento deve ser acompanhado de forma farmacêutica, posologia, apresentação, método de administração e duração do tratamento.

Ao final, deve constar a data e assinatura do profissional, endereço do consultório e número de inscrição no Conselho Regional de Medicina.

Portaria n.º 344, de 12 de maio de 1998
- Atualizada pela Resolução RDC nº 18, de 28/01/2003.
- Atualizada pela Resolução RDC nº 178, de 17/05/2002.
- Atualizada pela Resolução RDC nº 98, de 20/11/2000.
- Acesse a versão atualizada no Anvisalegis.
- Anexos da Portaria.

Aprova o Regulamento Técnico sobre substâncias e medicamentos sujeitos a controle especial.

O Secretário de Vigilância Sanitária do Ministério da Saúde, no uso de suas atribuições e considerando a Convenção Única sobre Entorpecentes de 1961

(Decreto nº 54.216/64), a Convenção sobre Substâncias Psicotrópicas, de 1971 (Decreto nº 79.388/77), a Convenção Contra o Tráfico Ilícito de Entorpecentes e Substâncias Psicotrópicas, de 1988 (Decreto nº 154/91), o Decreto-Lei nº 891/38, o Decreto-Lei nº 157/67, a Lei nº 5.991/73, a Lei nº 6.360/76, a Lei nº 6.368/76, a Lei nº 6.437/77, o Decreto nº 74.170/74, o Decreto nº 79.094/77, o Decreto nº 78.992/76 e as Resoluções GMC nº 24/98 e nº 27/98, resolve:

CAPÍTULO I
DAS DEFINIÇÕES

Art. 1º – Para os efeitos deste Regulamento Técnico e para a sua adequada aplicação, são adotadas as seguintes definições:

Autorização Especial – Licença concedida pela Secretaria de Vigilância Sanitária do Ministério da Saúde (SVS/MS), a empresas, instituições e órgãos, para o exercício de atividades de extração, produção, transformação, fabricação, fracionamento, manipulação, embalagem, distribuição, transporte, reembalagem, importação e exportação das substâncias constantes das listas anexas a este Regulamento Técnico, bem como os medicamentos que as contenham.

Autorização de Exportação – Documento expedido pela Secretaria de Vigilância Sanitária do Ministério da Saúde (SVS/MS), que consubstancia a exportação de substâncias constantes das listas "A1" e "A2" (entorpecentes), "A3", "B1" e "B2" (psicotrópicas), "C3" (imunossupressores) e "D1" (precursores) deste Regulamento Técnico ou de suas atualizações, bem como os medicamentos que as contenham.

Autorização de Importação – Documento expedido pela Secretaria de Vigilância Sanitária do Ministério da Saúde (SVS/MS), que consubstancia a importação de substâncias constantes das listas "A1" e "A2" (entorpecentes), "A3", "B1" e "B2" (psicotrópicas), "C3" (imunossupressores) e "D1" (precursores) deste Regulamento Técnico ou de suas atualizações, bem como os medicamentos que as contenham.

Certificado de Autorização Especial – Documento expedido pela Secretaria de Vigilância Sanitária do Ministério da Saúde (SVS/MS), que consubstancia a concessão da Autorização Especial.

Certificado de Não Objeção – Documento expedido pelo órgão competente do Ministério da Saúde do Brasil, certificando que as substâncias ou medicamentos objeto da importação ou exportação não está sob controle especial neste país.

CID – Classificação Internacional de Doenças.

Cota Anual de Importação – Quantidade de substância constante das listas "A1" e "A2" (entorpecentes), "A3", "B1" e "B2" (psicotrópicas), "C3" (imunossupressores) e "D1" (precursoras) deste Regulamento Técnico ou de suas atualizações que a empresa é autorizada a importar até o 1º (primeiro) trimestre do ano seguinte à sua concessão.

Cota Suplementar de Importação – Quantidade de substância constante das listas "A1" e "A2" (entorpecentes), "A3", "B1" e "B2" (psicotrópicas), "C3" (imunossupressores) e "D1" (precursoras) deste Regulamento Técnico ou de suas atualizações, que a empresa é autorizada a importar, em caráter suplementar à cota anual, nos casos em que ficar caracterizada sua necessidade adicional, para o atendimento da demanda interna dos serviços de saúde, ou para fins de exportação.

Cota Total Anual de Importação – Somatório das Cotas Anual e Suplementar autorizadas para cada empresa, no ano em curso.

DCB – Denominação Comum Brasileira.

DCI – Denominação Comum Internacional.

Droga – Substância ou matéria-prima que tenha finalidade medicamentosa ou sanitária.

Entorpecente – Substância que pode determinar dependência física ou psíquica relacionada, como tal, nas listas aprovadas pela Convenção Única sobre Entorpecentes, reproduzidas nos anexos deste Regulamento Técnico.

Licença de Funcionamento – Permissão concedida pelo órgão de saúde competente dos Estados, Municípios e Distrito Federal, para o funcionamento de estabelecimento vinculado à empresa que desenvolva qualquer das atividades enunciadas no artigo 2º deste Regulamento Técnico.

Livro de Registro Específico – Livro destinado à anotação, em ordem cronológica, de estoques, de entradas (por aquisição ou produção), de saídas (por venda, processamento, uso) e de perdas de medicamentos sujeitos ao controle especial.

Livro de Receituário Geral – Livro destinado ao registro de todas as preparações magistrais manipuladas em farmácias.

Medicamento – Produto farmacêutico, tecnicamente obtido ou elaborado, com finalidade profilática, curativa, paliativa ou para fins de diagnóstico.

Notificação de Receita – Documento padronizado destinado à notificação da prescrição de medicamentos: a) entorpecentes (cor amarela), b) psicotrópicos (cor azul) e c) retinóides de uso sistêmico e imunossupressores (cor branca). A Notificação concernente aos dois primeiros grupos (a e b) deverá ser firmada por profissional devidamente inscrito no Conselho Regional de Medicina, no Conselho Regional de Medicina Veterinária ou no Conselho Regional de Odontologia; a concernente ao terceiro grupo (c), exclusivamente por profissional devidamente inscrito no Conselho Regional de Medicina.

Precursores – Substâncias utilizadas para a obtenção de entorpecentes ou psicotrópicos e constantes das listas aprovadas pela Convenção Contra o Tráfico Ilícito de Entorpecentes e de Substâncias Psicotrópicas, reproduzidas nos anexos deste Regulamento Técnico.

Preparação Magistral – Medicamento preparado mediante manipulação em farmácia, a partir de fórmula constante de prescrição médica.

Psicotrópico – Substância que pode determinar dependência física ou psíquica e relacionada, como tal, nas listas aprovadas pela Convenção sobre Substâncias Psicotrópicas, reproduzidas nos anexos deste Regulamento Técnico.

Receita – Prescrição escrita de medicamento, contendo orientação de uso para o paciente, efetuada por profissional legalmente habilitado, quer seja de formulação magistral ou de produto industrializado.

Substância Proscrita – Substância cujo uso está proibido no Brasil.

CAPITULO II
DA AUTORIZAÇÃO

Art. 2º – Para extrair, produzir, fabricar, beneficiar, distribuir, transportar, preparar, manipular, fracionar, importar, exportar, transformar, embalar, reembalar, para qualquer fim, as substâncias constantes das listas deste Regulamento Técnico (ANEXO I) e de suas atualizações, ou os medicamentos que as contenham, é obrigatória a obtenção de Autorização Especial concedida pela Secretaria de Vigilância Sanitária do Ministério da Saúde.

§ 1º – A petição de Autorização Especial será protocolizada pelos responsáveis dos estabelecimentos da empresa junto à Autoridade Sanitária local.

§ 2º – A Autoridade Sanitária local procederá a inspeção do (a) estabelecimento (s) vinculado (s) à empresa postulante de Autorização Especial de acordo com os roteiros oficiais preestabelecidos, para avaliação das respectivas condições técnicas e sanitárias, emitindo parecer sobre a petição e encaminhando o respectivo relatório à Secretaria de Vigilância Sanitária do Ministério da Saúde.

§ 3º – No caso de deferimento da petição, a Secretaria de Vigilância Sanitária do Ministério da Saúde enviará o competente Certificado de Autorização Especial a empresa requerente e informará a decisão à Autoridade Sanitária local competente.

§ 4º – As atividades mencionadas no caput deste artigo somente poderão ser iniciadas após a publicação da respectiva Autorização Especial no Diário Oficial da União.

§ 5º – As eventuais alterações de nomes de dirigentes, inclusive de responsável técnico, bem como de atividades constantes do Certificado de Autorização Especial, serão solicitadas mediante o preenchimento de formulário específico à Autoridade Sanitária local, que o encaminhará à Secretaria de Vigilância Sanitária do Ministério da Saúde.

§ 6º – As atividades realizadas pelo comércio atacadista, como armazenar, distribuir, transportar, bem como a de manipulação por farmácias magistrais das substâncias e medicamentos de que trata o caput deste artigo, ficam sujeitas à autorização especial do Ministério da Saúde e à licença de funcionamento concedida pela Autoridade Sanitária local.

§ 7º – A Autorização Especial deve ser solicitada para cada estabelecimento que exerça qualquer uma das atividades previstas no caput deste artigo.

Art. 3º – A petição de concessão de Autorização Especial deverá ser instruída com os seguintes documentos e informações:

a) cópia da publicação, em Diário Oficial da União, da Autorização de Funcionamento da Empresa, quando couber;

b) cópia da Licença de Funcionamento;

c) comprovante de pagamento do respectivo preço público, ou documento que justifique sua isenção;

d) cópia do ato constitutivo da empresa e suas eventuais alterações;

e) instrumento de mandato, outorgado pelo representante legal da empresa a procurador com poderes para requerer a concessão de Autorização Especial, quando for o caso;

f) cópia do documento de inscrição no Cadastro Nacional de Pessoa Jurídica (C.N.P.J.) ou Cadastro Geral de Contribuinte (C.G.C.);

g) dados gerais da empresa: razão social, representante legal, endereço completo, nº(s) de telefone, fax, telex e E-mail, nome do Farmacêutico ou do Químico Responsável Técnico, e nº de sua Inscrição no respectivo Conselho Regional;

h) cópia do Registro Geral (R.G.) e do Cartão de Identificação do Contribuinte (C.I.C.) dos diretores;

i) prova de habilitação legal, junto ao respectivo Conselho Regional, do farmacêutico ou químico, responsável técnico;

j) relação das substâncias ou medicamentos objeto da atividade a ser autorizada com indicação dos nomes (DCB ou químico) a serem utilizados e da estimativa das quantidades a serem inicialmente trabalhadas;

l) cópia do Manual ou Instruções concernentes às Boas Práticas de Fabricação ou de Manipulação adotado pela empresa.

§ 1º – A eventual mudança do endereço, comercial ou industrial, do detentor da Autorização Especial, deverá ser imediatamente informada para fins de nova inspeção e subseqüente autorização se julgada cabível à Autoridade Sanitária local que a encaminhará à Secretaria de Vigilância Sanitária do Ministério da Saúde.

§ 2º – A mudança do C.N.P.J./C.G.C. exceto por incorporação de empresas, obriga a solicitação de nova Autorização Especial, obedecido o disposto no caput deste artigo e suas alíneas.

§ 3º – No caso de incorporação de empresas, será obrigatório o pedido de cancelamento da Autorização Especial de Funcionamento da empresa cujo C.N.P.J. / C.G.C. tenha sido desativado.

Art. 4º – Ficam proibidas a produção, fabricação, importação, exportação, comércio e uso de substâncias e medicamentos proscritos.

Parágrafo único. Excetuam-se da proibição de que trata o caput deste artigo, as atividades exercidas por Órgãos e Instituições autorizados pela Secretaria de Vigilância Sanitária do Ministério da Saúde com a estrita finalidade de desenvolver pesquisas e trabalhos médicos e científicos.

Art. 5º – A Autorização Especial é também obrigatória para as atividades de plantio, cultivo e colheita de plantas das quais possam ser extraídas substâncias entorpecentes ou psicotrópicas.

§ 1º – A Autorização Especial, de que trata o caput deste artigo, somente será concedida à pessoa jurídica de direito público e privado que tenha por objetivo o estudo, a pesquisa, a extração ou a utilização de princípios ativos obtidos daquelas plantas.

§ 2º – A concessão da Autorização Especial, prevista no caput deste artigo, deverá seguir os mesmos procedimentos constantes dos parágrafos 1º, 2º, e 3º do artigo 2º deste Regulamento Técnico, e será requerida pelo dirigente do órgão ou instituição responsável pelo plantio, colheita e extração de princípios ativos de plantas, instruído o processo com os seguintes documentos:

a) petição, conforme modelo padronizado;
b) plano ou programa completo da atividade a ser desenvolvida;
c) indicação das plantas, sua família, gênero, espécie e variedades e, se houver, nome vulgar;
d) declaração da localização, da extensão do cultivo e da estimativa da produção;
e) especificação das condições de segurança;
f) endereço completo do local do plantio e da extração;
g) relação dos técnicos que participarão da atividade, comprovada sua habilitação para as funções indicadas.

§ 3º – As autoridades sanitárias competentes dos Estados, dos Municípios e do Distrito Federal terão livre acesso aos locais de plantio ou cultura, para fins de fiscalização.

Art. 6º – A Secretaria de Vigilância Sanitária do Ministério da Saúde dará conhecimento da concessão da Autorização Especial de que tratam os artigos 2º e 5º deste Regulamento Técnico à Divisão de Repressão a Entorpecentes do Departamento de Policia Federal do Ministério da Justiça.

Art. 7º – A concessão de Autorização Especial para os estabelecimentos de ensino, pesquisas e trabalhos médicos e científicos, será destinada à cada plano de aula ou projeto de pesquisa e trabalho, respectivamente. A referida Autorização Especial deverá ser requerida pelo seu dirigente ao

Órgão competente do Ministério da Saúde, mediante petição instruída com os seguintes documentos:

a) cópia do R.G. e C.I.C. do dirigente do estabelecimento;

b) documento firmado pelo dirigente do estabelecimento identificando o profissional responsável pelo controle e guarda das substâncias e medicamentos utilizados e os pesquisadores participantes;

c) cópia do R.G. e C.I.C. das pessoas mencionadas no item b;

d) cópia do plano integral do curso ou pesquisa técno-científico;

e) relação dos nomes das substâncias ou medicamentos com indicação das quantidades respectivas a serem utilizadas na pesquisa ou trabalho.

§ 1º – O Órgão competente do Ministério da Saúde encaminhará a aprovação da concessão da Autorização Especial através de ofício ao dirigente do estabelecimento e à Autoridade Sanitária local.

§ 2º – Deverá ser comunicada ao Órgão competente do Ministério da Saúde qualquer alteração nas alíneas referidas neste artigo, a qual deverá ser encaminhada ao órgão competente do Ministério da Saúde.

Art. 8º – Ficam isentos de Autorização Especial as empresas, instituições e órgãos na execução das seguintes atividades e categorias a eles vinculadas:

I – Farmácias, Drogarias e Unidades de Saúde que somente dispensem medicamentos objeto deste Regulamento Técnico, em suas embalagens originais, adquiridos no mercado nacional;

II – Órgãos de Repressão a Entorpecentes;

III – Laboratórios de Análises Clínicas que utilizem substâncias objeto deste Regulamento Técnico unicamente com finalidade diagnóstica;

IV – Laboratórios de Referência que utilizem substâncias objeto deste Regulamento Técnico na realização de provas analíticas para identificação de drogas.

Art. 9º – A solicitação de cancelamento da Autorização Especial, por parte da empresa, deverá ser feita mediante petição conforme modelo padronizado, instruindo documentos constantes da Instrução Normativa deste Regulamento Técnico.

Art. 10 – A Autorização Especial concedida pela Secretaria de Vigilância Sanitária do Ministério da Saúde, poderá ser suspensa ou cancelada quando ficar comprovada irregularidade que configure infração sanitária praticada pelo estabelecimento conforme o disposto na legislação em vigor.

§ 1º – No caso de cancelamento ou suspensão da Autorização Especial, o infrator deverá obrigatoriamente apresentar às Autoridades Sanitárias Estaduais, Municipais ou do Distrito Federal, com vistas ao conhecimento da Secretaria de Vigilância Sanitária do Ministério da Saúde, informações sobre o estoque remanescente de quaisquer substâncias integrantes das listas deste Regulamento Técnico e de suas atualizações, bem como os medicamentos que as contenham.

§ 2º – Caberá à Autoridade Sanitária local decidir quanto ao destino dos estoques de substâncias ou medicamentos em poder do estabelecimento, cuja Autorização Especial tenha sido suspensa ou cancelada.

CAPÍTULO III
DO COMÉRCIO

Art. 11 – A empresa importadora fica obrigada a solicitar à Secretaria de Vigilância Sanitária do Ministério da Saúde, a fixação de Cota Anual de Importação de substâncias constantes das listas "A1" e "A2" (entorpecentes), "A3", "B1" e "B2" (psicotrópicas), "C3" (imunossupressoras) e "D1" (precursoras) deste Regulamento Técnico e de suas atualizações, requeridas até 30 (trinta) de novembro de cada ano, para uso no ano seguinte.

§ 1º – A Secretaria de Vigilância Sanitária do Ministério da Saúde deverá pronunciar-se sobre a liberação da cota anual até no máximo 30 (trinta) de abril do ano seguinte.

§ 2º – A cota de importação autorizada poderá ser importada de uma só vez, ou parceladamente.

Art. 12 – Excepcionalmente a empresa, quando devidamente justificado, poderá solicitar Cota Suplementar, das substâncias constantes das listas citadas no artigo anterior, devendo sua entrada, no país, ocorrer até o final do 1º trimestre do ano seguinte da sua concessão.

§ 1º – A empresa importadora deverá requerer ao Ministério da Saúde a cota suplementar e a Autorização de Importação, no mesmo ato, até no máximo 30 (trinta) de novembro de cada ano.

§ 2º – A Secretaria de Vigilância Sanitária do Ministério da Saúde enviará às unidades federadas e à Vigilância Sanitária de Portos, Aeroportos e Fronteiras, para conhecimento, relação das cotas e das eventuais alterações concedidas.

Art. 13 – Para importar e exportar substâncias constantes das listas deste Regulamento Técnico e de suas atualizações, bem como os medicamentos que as contenham, a empresa dependerá de anuência prévia da Secretaria de Vigilância Sanitária do Ministério da Saúde, na L.I. (Licença de Importação) ou R.O.E. (Registro de Operações de Exportação), emitida em formulário próprio ou por procedimento informatizado.

Parágrafo único. A Secretaria de Vigilância Sanitária do Ministério da Saúde deverá remeter uma via do documento de Importação e/ou Exportação à Autoridade Sanitária competente do Estado ou Distrito Federal em que estiver sediado o estabelecimento.

Art. 14 – A importação de substâncias constantes das listas "A1" e "A2" (entorpecentes), "A3", "B1" e "B2" (psicotrópicas), incluídas neste Regulamento Técnico e nas suas atualizações, e os medicamentos que as contenham, dependerá da emissão de Autorização de Importação (ANEXO II) da Secretaria de Vigilância Sanitária do Ministério da Saúde.

§ 1º – Independem da emissão de Autorização de Importação as substâncias das listas "C1", "C2", "C4" e "C5" (outras substâncias sujeitas a controle especial, retinóicas, anti-retrovirais e anabolizantes, respectivamente) bem como os medicamentos que as contenham.

§ 2º – A Secretaria de Vigilância Sanitária do Ministério da Saúde emitirá o Certificado de Não Objeção (ANEXO III), quando a substância ou medicamento objeto da importação não está sob controle especial no Brasil.

§ 3º – No caso de importação parcelada, para cada parcela da cota anual será emitida uma Autorização de Importação.

§ 4º – O documento da Autorização de Importação para as substâncias da lista "D1" (precursoras), constantes deste Regulamento Técnico e de suas atualizações, bem como os medicamentos que as contenham, será estabelecido na Instrução Normativa deste Regulamento Técnico.

Art. 15 – Deferida a cota anual de importação, a empresa interessada deverá requerer a Autorização de Importação, até 31 (trinta e um) de outubro de cada ano.

Art. 16 – A Autorização de Importação e o Certificado de Não Objeção, ambos de caráter intransferível, serão expedidos em 6 (seis) e 5 (cinco) vias, respectivamente, podendo os mesmos serem emitidos por processo informatizado, ou não, os quais terão a seguinte destinação:

1ª via – Órgão competente do Ministério da Saúde;
2ª via – Importador;
3ª via – Exportador;
4ª via – Autoridade competente do país exportador;
5ª via – Delegacia de Repressão a Entorpecentes do Departamento de Polícia Federal do Estado do Rio de Janeiro e/ou dos demais Estados, exceto o Certificado de Não Objeção;
6ª via – Autoridade Sanitária competente do Estado e Distrito Federal, onde estiver sediada a empresa autorizada.

Parágrafo único. A empresa se incumbirá do encaminhamento das vias aos órgãos competentes.

Art. 17 – A Autorização de Importação da cota anual e da cota suplementar terá validade até o 1º (primeiro) trimestre do ano seguinte da sua emissão.

Art. 18 – Para exportar substâncias constantes das listas "A1" e "A2" (entorpecentes), "A3", "B1" e "B2" (psicotrópicas) e da lista "D1" (precursoras), incluídas neste Regulamento Técnico e nas suas atualizações, e os medicamentos que as contenham, o interessado devidamente habilitado perante a Secretaria de Vigilância Sanitária do Ministério da Saúde, e ao Órgão equivalente do Estado e Distrito Federal deverá requerer a Autorização de Exportação (ANEXO IV), devendo ainda apresentar a Autorização expedida pelo órgão competente do país importador.

§ 1º – O documento da Autorização de Importação para as substâncias da lista "D1" (precursoras), constantes deste Regulamento Técnico e de suas atualizações, bem como os medicamentos que as contenham, será estabelecido na Instrução Normativa deste Regulamento Técnico.

§ 2º – A Secretaria de Vigilância Sanitária do Ministério da Saúde emitirá o Certificado de Não Objeção (ANEXO III), quando a substância ou medicamento objeto da exportação não está sob controle especial no Brasil.

§ 3º – Para fabricar medicamentos, a base de substâncias constantes das listas deste Regulamento Técnico e de suas atualizações, com fim exclusivo de exportação a empresa deve atender as disposições legais impostas na Instrução Normativa deste Regulamento Técnico.

Art. 19 – A Autorização de Exportação, e o Certificado de Não Objeção, ambos de caráter intransferível, serão expedidos em 6 (seis) e 5 (cinco) vias, respectivamente, podendo os mesmos serem emitidos por processo informatizado, ou não, os quais terão a seguinte destinação:

1ª via – Órgão competente do Ministério da Saúde;
2ª via – Importador;
3ª via – Exportador;
4ª via – Autoridade competente do país importador;
5ª via – Delegacia de Repressão a Entorpecentes do Departamento de Polícia Federal do Estado do Rio de Janeiro, exceto o Certificado de Não Objeção;
6ª via – Autoridade Sanitária competente do Estado ou Distrito Federal, onde estiver sediada a empresa autorizada.

Parágrafo único. A empresa se incumbirá do encaminhamento das vias aos órgãos competentes.

Art. 20 – A importação e exportação da substância da lista "C3" (imunossupressoras) Ftalimidoglutarimida (Talidomida), seguirá o previsto em legislação sanitária específica em vigor.

Art. 21 – Para o desembaraço aduaneiro e inspeção da mercadoria pela Repartição Aduaneira, a empresa interessada deverá apresentar, no local, junto à respectiva Autoridade Sanitária, toda a documentação necessária definida em Instrução Normativa deste Regulamento Técnico.

§ 1º – Para importação, cada despacho deverá ser liberado mediante a apresentação de 5 (cinco) vias da "Guia de Retirada de Substâncias/Medicamentos Entorpecentes ou que determinem Dependência Física ou Psíquica", conforme modelo (ANEXO V) deste Regulamento Técnico.

§ 2º – Independem da emissão da "Guia de Retirada de Substâncias/ Medicamentos Entorpecentes ou que determinem Dependência Física ou Psíquica", as substâncias constantes das listas "C1" (outras substâncias sujeitas a controle especial), "C2" (retinóicas), "C4" (anti-retrovirais) e "C5" (anabolizantes), deste Regulamento Técnico e de suas atualizações, bem como os medicamentos que as contenham.

Art. 22 – As importações e exportações das substâncias das listas "A1" e "A2" (entorpecentes), "A3", "B1" e "B2" (psicotrópicas) e lista "D1" (precursoras) deste Regulamento Técnico e de suas atualizações, bem como os medicamentos que as contenham, somente poderão ingressar no país e serem liberadas através dos respectivos Serviços de Vigilância Sanitária do Porto ou Aeroporto Internacional do Rio de Janeiro ou de outros Estados que venham a ser autorizados pelo Ministério da Saúde, em conjunto com outros órgãos envolvidos.

Art. 23 – Os estabelecimentos que necessitem importar substâncias constantes das listas deste Regulamento Técnico e de suas atualizações, para fins de ensino ou pesquisa, análise e padrões de referência utilizados em controle de qualidade, após cumprirem o disposto nos artigos 14, 15 e 16, deverão importar de uma só vez a quantidade autorizada.

Art. 24 – A compra, venda, transferência ou devolução de substâncias constantes da lista "C3" (imunossupressoras) deste Regulamento Técnico e de suas atualizações, bem como os medicamentos que as contenham, devem ser acompanhadas de Nota Fiscal ou Nota Fiscal Fatura, visada pela Autoridade Sanitária do local de domicílio do remetente.

§ 1º – O visto será aplicado mediante carimbo próprio da Autoridade Sanitária, no anverso da Nota Fiscal ou Nota Fiscal Fatura, preenchido com o nº de ordem, que poderá ser aposto em forma de carimbo ou etiqueta, constando local, data, nome e assinatura do responsável. Este visto terá validade de 60 (sessenta) dias.

§ 2º – Somente as empresas ou estabelecimentos devidamente legalizados junto à Secretaria de Vigilância Sanitária do Ministério da Saúde, poderão efetuar compra, venda ou transferência de substâncias constantes das listas deste Regulamento Técnico e de suas atualizações, bem como dos seus respectivos medicamentos.

§ 3º – A Autoridade Sanitária do Estado, do Município ou do Distrito Federal manterá sistema de registro da Nota Fiscal ou Nota Fiscal Fatura, visada, que permita um efetivo controle sobre as mesmas.

§ 4º – Fica a empresa emitente obrigada a solicitar o cancelamento da Nota Fiscal ou Nota Fiscal Fatura, já visada, junto à Autoridade Sanitária competente, quando não for efetivada a transação comercial.

Art. 25 – A compra, venda, transferência ou devolução das substâncias constantes das listas "A1", "A2" (entorpecentes), "A3", "B1" e "B2" (psicotrópicas), "C1" (outras substâncias sujeitas a controle especial), "C2" (retinóicas), "C4" (anti-retrovirais), "C5" (anabolizantes) e "D1" (precursoras) deste Regulamento Técnico e de suas atualizações, bem como os medicamentos que as contenham, devem estar acompanhadas de Nota Fiscal ou Nota Fiscal Fatura, isentos de visto da Autoridade Sanitária local do domicílio do remetente.

Parágrafo único. As vendas de medicamentos a base da substância Misoprostol constante da lista "C1" (outras substâncias sujeitas a controle especial) deste Regulamento Técnico, ficarão restritas a estabelecimentos hospitalares devidamente cadastrados e credenciados junto à Autoridade Sanitária competente.

Art. 26 – A Nota Fiscal ou Nota Fiscal Fatura de venda ou transferência de substâncias constantes das listas deste Regulamento Técnico de suas atualizações, bem como os medicamentos que as contenham, deverá distingui-los, após o nome respectivo, através de colocação entre parênteses, da letra indicativa da lista a que se refere.

Parágrafo único. A Nota Fiscal ou Nota Fiscal Fatura que contenha substância da lista "C3" (imunossupressoras) ou do medicamento Talidomida não poderá conter outras substâncias ou produtos.

Art. 27 – O estoque de substâncias e medicamentos de que trata este Regulamento Técnico não poderá ser superior às quantidades previstas para atender as necessidades de 6 (seis) meses de consumo.

§ 1º – O estoque de medicamentos destinados aos Programas Especiais do Sistema Único de Saúde não está sujeito as exigências previstas no caput deste artigo.

§ 2º – O estoque das substâncias da lista "C3" (imunossupressoras) e do medicamento Talidomida não poderá ser superior as quantidades previstas para 1(um) ano de consumo.

Art. 28 – As farmácias e drogarias para dispensar medicamentos de uso sistêmico a base de substâncias constantes da lista "C2" (retinóicas), somente poderá ser realizada mediante o credenciamento prévio efetuado pela Autoridade Sanitária Estadual.

Parágrafo único. As empresas titulares de registros de produtos ficam obrigadas a manter um cadastro atualizado dos seus revendedores, previamente credenciados junto a Autoridade Sanitária Estadual.

Art. 29 – Fica proibida a manipulação em farmácias das substâncias constantes da lista "C2" (retinóicas), na preparação de medicamentos de uso sistêmico, e de medicamentos a base das substâncias constantes da lista "C3" (imunossupressoras) deste Regulamento Técnico e de suas atualizações.

Art. 30 – A manipulação de substâncias retinóicas (lista "C2" deste Regulamento Técnico e de suas atualizações), na preparação de medicamentos de uso tópico somente, será realizada por farmácias que sejam certificadas em Boas Práticas de Manipulação (BPM).

Parágrafo único. Fica proibida a manipulação da substância isotretinoína (lista "C2" – retinóicas) na preparação de medicamentos de uso tópico.

CAPÍTULO IV
DO TRANSPORTE

Art. 31 – A transportadora de substâncias constantes das listas deste Regulamento Técnico e de suas atualizações e os medicamentos que as contenham, deverá estar devidamente legalizada junto aos órgãos competentes.

Parágrafo único. As Empresas que exercem, exclusivamente, a atividade de transporte de substâncias constantes das listas deste Regulamento Técnico e de suas atualizações e os medicamentos que as contenham, devem solicitar a concessão da Autorização Especial de que trata o Capítulo II deste Regulamento Técnico.

Art. 32 – O transporte de substâncias constantes das listas deste Regulamento Técnico e de suas atualizações ou os medicamentos que as contenham ficará sob a responsabilidade solidária das empresas remetente e transportadora, para todos os efeitos legais.

§ 1º – A transportadora deverá manter, em seu arquivo, cópia autenticada da Autorização Especial das empresas para as quais presta serviços.

§ 2º – É vedado o transporte de medicamentos a base de substâncias, constantes das listas deste Regulamento Técnico e de suas atualizações, por pessoa física, quando de sua chegada ou saída no país, em viagem internacional, sem a devida cópia da prescrição médica.

Art. 33 – As substâncias constantes das listas deste Regulamento Técnico e de suas atualizações, bem como os medicamentos que as contenham, quando em estoque ou transportadas sem documento hábil, serão apreendidas, incorrendo os portadores e mandatários nas sanções administrativas previstas na legislação sanitária, sem prejuízo das sanções civis e penais.

Parágrafo único. Após o trâmite administrativo, a Autoridade Sanitária local deverá encaminhar cópia do processo à Autoridade Policial competente, quando se tratar de substâncias constantes das listas "A1", "A2" (entorpecentes) , "A3", "B1" e "B2" (psicotrópicas) e "D1" (precursoras) e os medicamentos que as contenham

Art. 34 – É vedada a dispensação, o comércio e a importação de substâncias constantes das listas deste Regulamento Técnico e de suas atualizações, bem como os seus respectivos medicamentos, por sistema de reembolso postal e aéreo, e por oferta através de outros meios de comunicação, mesmo com a receita médica.

Parágrafo único. Estão isentos do previsto no caput deste artigo, os medicamentos a base de substâncias constantes da lista "C4" (anti-retrovirais) e de suas atualizações.

CAPÍTULO V
DA PRESCRIÇÃO
DA NOTIFICAÇÃO DE RECEITA

Art. 35 – A Notificação de Receita é o documento que, acompanhado de receita, autoriza a dispensação de medicamentos a base de substâncias constantes das listas "A1" e "A2" (entorpecentes), "A3", "B1" e "B2" (psicotrópicas), "C2" (retinóicas para uso sistêmico) e "C3" (imunossupressoras), deste Regulamento Técnico e de suas atualizações.

§ 1º – Caberá à Autoridade Sanitária, fornecer ao profissional ou instituição devidamente cadastrados, o talonário de Notificação de Receita "A", e a numeração para confecção dos demais talonários, bem como avaliar e controlar esta numeração.

§ 2º – A reposição do talonário da Notificação de Receita "A" ou a solicitação da numeração subseqüente para as demais Notificações de Receita, se fará mediante requisição (ANEXO VI), devidamente preenchida e assinada pelo profissional.

§ 3º – A Notificação de Receita deverá estar preenchida de forma legível, sendo a quantidade em algarismos arábicos e por extenso, sem emenda ou rasura.

§ 4º – A farmácia ou drogaria somente poderá aviar ou dispensar quando todos os itens da receita e da respectiva Notificação de Receita estiverem devidamente preenchidos.

§ 5º – A Notificação de Receita será retida pela farmácia ou drogaria e a receita devolvida ao paciente devidamente carimbada, como comprovante do aviamento ou da dispensação.

§ 6º – A Notificação de Receita não será exigida para pacientes internados nos estabelecimentos hospitalares, médico ou veterinário, oficiais ou particulares, porém a dispensação se fará mediante receita ou outro documento equivalente (prescrição diária de medicamento), subscrita em papel privativo do estabelecimento.

§ 7º – A Notificação de Receita é personalizada e intransferível, devendo conter somente uma substância das listas "A1" e "A2" (entorpecentes) e "A3", "B1" e "B2" (psicotrópicas), "C2" (retinóides de uso sistêmico) e "C3" (imunossupressoras) deste Regulamento Técnico e de suas atualizações, ou um medicamento que as contenham.

§ 8º – Sempre que for prescrito o medicamento Talidomida, lista "C3", o paciente deverá receber, juntamente com o medicamento, o "Termo de Esclarecimento" (ANEXO VII), bem como deverá ser preenchido e assinado um "Termo de Responsabilidade" (ANEXO VIII) pelo médico que prescreveu a Talidomida, em duas vias, devendo uma via ser encaminhada à Coordenação Estadual do Programa, conforme legislação sanitária específica em vigor e a outra permanecer no prontuário do paciente.

Art. 36 – A Notificação de Receita conforme o anexo IX (modelo de talonário oficial "A", para as listas "A1", "A2" e "A3"), anexo X (modelo de talonário – "B", para as listas "B1" e "B2"), anexo XI (modelo de talonário – "B" uso veterinário para as listas "B1" e "B2"), anexo XII (modelo para os retinóicos de uso sistêmico, lista "C2") e anexo XIII (modelo para a Talidomida, lista "C3") deverá conter os itens referentes às alíneas a, b e c devidamente impressos e apresentando as seguintes características:

a) *sigla da Unidade da Federação*;
b) *identificação numérica:*
– a seqüência numérica será fornecida pela Autoridade Sanitária competente dos Estados, Municípios e Distrito Federal;
c) *identificação do emitente:*
– nome do profissional com sua inscrição no Conselho Regional com a sigla da respectiva Unidade da Federação; ou nome da instituição, endereço completo e telefone;
d) *identificação do usuário:* nome e endereço completo do paciente, e no caso de uso veterinário, nome e endereço completo do proprietário e identificação do animal;
e) *nome do medicamento ou da substância:* prescritos sob a forma de Denominação Comum Brasileira (DCB), dosagem ou concentração, forma farmacêutica, quantidade (em algarismos arábicos e por extenso) e posologia;
f) *símbolo indicativo:* no caso da prescrição de retinóicos deverá conter um símbolo de uma mulher grávida, recortada ao meio, com a seguinte advertência: "Risco de graves defeitos na face, nas orelhas, no coração e no sistema nervoso do feto";
g) *data da emissão;*
h) *assinatura do prescritor:* quando os dados do profissional estiverem devidamente impressos no campo do emitente, este poderá apenas assinar a Notificação de Receita. No caso de o profissional pertencer a uma instituição ou estabelecimento hospitalar, deverá identificar a assinatura com carimbo, constando a inscrição no Conselho Regional, ou manualmente, de forma legível;
i) *identificação do comprador:* nome completo, número do documento de identificação, endereço completo e telefone;
j) *identificação do fornecedor:* nome e endereço completo, nome do responsável pela dispensação e data do atendimento;
l) *identificação da gráfica:* nome, endereço e C.N.P.J./ C.G.C. impressos no rodapé de cada folha do talonário. Deverá constar também a numeração inicial e final concedidas ao profissional ou instituição e o número da Autorização para confecção de talonários emitida pela Vigilância Sanitária local;
m) *identificação do registro:* anotação da quantidade aviada, no verso, e quando tratar-se de formulações magistrais, o número de registro da receita no livro de receituário.

§ 1º – A distribuição e controle do talão de Notificação de Receita "A" e a seqüência numérica da Notificação de Receita "B" (psicotrópicos) e a Notificação de Receita Especial (retinóicos e talidomida), obedecerão ao disposto na Instrução Normativa deste Regulamento Técnico.

§ 2º – Em caso de emergência, poderá ser aviada a receita de medicamentos sujeitos à Notificação de Receita a base de substâncias constante das listas deste Regulamento Técnico e de suas atualizações, em papel não oficial, devendo conter obrigatoriamente: o diagnóstico ou CID, a justificativa do caráter emergencial do atendimento, data, inscrição no Conselho Regional e assinatura devidamente identificada. O estabelecimento que aviar a referida receita deverá anotar a identificação do comprador e apresentá-la à Autoridade Sanitária local dentro de 72 (setenta e duas) horas, para "visto".

Art. 37 – Será suspenso o fornecimento do talonário da Notificação de Receita "A" (listas "A1" e "A2" – entorpecentes e "A3" – psicotrópicas) e/ou seqüência numérica da Notificação de Receita "B" (listas "B1" e "B2" – psicotrópicas) e da Notificação de Receita Especial (listas: "C2" – retinóicas de uso sistêmico e "C3" – imunossupressoras), quando for apurado seu uso indevido pelo profissional ou pela instituição, devendo o fato ser comunicado ao órgão de classe e as demais autoridades competentes.

Art. 38 – As prescrições por cirurgiões-dentistas e médicos-veterinários só poderão ser feitas quando para uso odontológico e veterinário, respectivamente.

Art. 39 – Nos casos de roubo, furto ou extravio de parte ou de todo o talonário da Notificação de Receita, fica obrigado o responsável a informar, imediatamente, a Autoridade Sanitária local, apresentando o respectivo Boletim de Ocorrência Policial (B.O.).

Art. 40 – A Notificação de Receita "A", para a prescrição dos medicamentos e substâncias das listas "A1" e "A2" (entorpecentes) e "A3" (psicotrópicos), de cor amarela, será impressa, as expensas da Autoridade Sanitária Estadual ou do Distrito Federal, conforme modelo anexo IX, contendo 20 (vinte) folhas em cada talonário. Será fornecida gratuitamente pela Autoridade Sanitária competente do Estado, Município ou Distrito Federal, aos profissionais e instituições devidamente cadastrados.

§ 1º – Na solicitação do primeiro talonário de Notificação de Receita "A" o profissional ou o portador poderá dirigir-se, pessoalmente, ao Serviço de Vigilância Sanitária para o cadastramento ou encaminhar ficha cadastral devidamente preenchida com sua assinatura reconhecida em cartório.

§ 2º – Para o recebimento do talonário, o profissional ou o portador deverá estar munido do respectivo carimbo, que será aposto na presença da Autoridade Sanitária, em todas as folhas do talonário no campo "Identificação do Emitente".

Art. 41 – A Notificação de Receita "A" será válida por 30 (trinta) dias a contar da data de sua emissão em todo o Território Nacional, sendo necessário que seja acompanhada da receita médica com justificativa do uso, quando para aquisição em outra Unidade Federativa.

Parágrafo único. As farmácias ou drogarias ficarão obrigadas a apresentar, dentro do prazo de 72 (setenta e duas) horas, à Autoridade Sanitária local, as Notificações de Receita "A" procedentes de outras Unidades Federativas, para averiguação e visto.

Art. 42 – As Notificações de Receitas "A" que contiverem medicamentos a base das substâncias constantes das listas "A1" e "A2" (entorpecentes) e "A3" (psicotrópicas) deste Regulamento Técnico e de suas atualizações deverão ser remetidas até o dia 15 (quinze) do mês subseqüente às Autoridades Sanitárias Estaduais ou Municipais e do Distrito Federal, através de relação em duplicata, que será recebida pela Autoridade Sanitária competente mediante recibo, as quais, após conferência, serão devolvidas no prazo de 30 (trinta) dias.

Art. 43 – A Notificação de Receita "A" poderá conter no máximo de 5 (cinco) ampolas e para as demais formas farmacêuticas de apresentação poderá conter a quantidade correspondente no máximo a 30 (trinta) dias de tratamento.

§ 1º – Acima das quantidades previstas neste Regulamento Técnico, o prescritor deve preencher uma justificativa contendo o CID (Classificação Internacional de Doença) ou diagnóstico e posologia, datar e assinar, entregando juntamente com a Notificação de Receita "A" ao paciente para adquirir o medicamento em farmácia e drogaria.

§ 2º – No momento do envio da Relação Mensal de Notificações de Receita "A" – RMNRA (ANEXO XXIV) à Autoridade Sanitária Estadual, Municipal ou do Distrito Federal, os estabelecimentos deverão enviar a Notificação de Receita "A" acompanhada da justificativa.

§ 3º – No caso de formulações magistrais, as formas farmacêuticas deverão conter, no máximo, as concentrações que constam de Literaturas Nacional e Internacional oficialmente reconhecidas (ANEXO XIV).

Art. 44 – Quando, por qualquer motivo, for interrompida a administração de medicamentos a base de substâncias constantes das listas deste Regulamento Técnico e de suas atualizações, a Autoridade Sanitária local deverá orientar o paciente ou seu responsável, sobre a destinação do medicamento remanescente.

Art. 45 – A Notificação de Receita "B", de cor azul, impressa as expensas do profissional ou da instituição, conforme modelos anexos X e XI a este Regulamento Técnico, terá validade por um período de 30 (trinta) dias contados a partir de sua emissão e somente dentro da Unidade Federativa que concedeu a numeração.

Art. 46 – A Notificação de Receita "B" poderá conter no máximo 5 (cinco) ampolas e, para as demais formas farmacêuticas, a quantidade para o tratamento correspondente no máximo a 60 (sessenta) dias.

§ 1º – Acima das quantidades previstas neste Regulamento Técnico, o prescritor deve preencher uma justificativa contendo o CID (Classificação Internacional de Doença) ou diagnóstico e posologia, datar e assinar, entregando juntamente com a Notificação de Receita "B" ao paciente para adquirir o medicamento em farmácia e drogaria.

§ 2º – No caso de formulações magistrais, as formas farmacêuticas deverão conter, no máximo, as concentrações que constam de Literaturas Nacional e Internacional oficialmente reconhecidas (ANEXO XIV).

Art. 47 – Ficam proibidas a prescrição e o aviamento de fórmulas contendo associação medicamentosa das substâncias anorexígenas constantes das listas deste Regulamento Técnico e de suas atualizações, quando associadas entre si ou com ansiolíticos, diuréticos, hormônios ou extratos hormonais e laxantes, bem como quaisquer outras substâncias com ação medicamentosa.

Art. 48 – Ficam proibidas a prescrição e o aviamento de fórmulas contendo associação medicamentosa de substâncias ansiolíticas, constantes das listas deste Regulamento Técnico e de suas atualizações, associadas a substâncias simpatolíticas ou parassimpatolíticas.

Art. 49 – A Notificação de Receita para prescrição do medicamento a base da substância da lista "C3" (imunossupressora), de cor branca, será impressa conforme modelo anexo XIII, as expensas dos serviços públicos de saúde devidamente cadastrados junto ao órgão de Vigilância Sanitária Estadual.

§ 1º – A quantidade de Talidomida por prescrição, em cada Notificação de Receita, não poderá ser superior a necessária para o tratamento de 30 (trinta) dias.

§ 2º – A Notificação de Receita Especial da Talidomida terá validade de 15 (quinze) dias, contados a partir de sua emissão e somente dentro da Unidade Federativa que concedeu a numeração.

Art. 50 – A Notificação de Receita Especial, de cor branca, para prescrição de medicamentos a base de substâncias constantes da lista "C2" (retinóicos de uso sistêmico) deste Regulamento Técnico e de suas atualizações será impressa às expensas do médico prescritor ou pela instituição a qual esteja filiado, terá validade por um período de 30 (trinta) dias contados a partir de sua emissão e somente dentro da Unidade Federativa que concedeu a numeração.

§ 1º – A Notificação de Receita Especial de Retinóicos, para preparações farmacêuticas de uso sistêmico, poderá conter no máximo 5 (cinco) ampolas, e, para as demais formas farmacêuticas, a quantidade para o tratamento correspondente no máximo a 30 (trinta) dias, contados a partir de sua emissão e somente dentro da Unidade Federativa que concedeu a numeração.

§ 2º – A Notificação de Receita Especial para dispensação de medicamentos de uso sistêmico que contenham substâncias constantes da lista "C2" (retinóicas) deste Regulamento Técnico e de suas atualizações deverá estar acompanhada de "Termo de Consentimento Pós-Informação" (ANEXOS XV e XVI), fornecido pelos profissionais aos pacientes alertando-os que o medicamento é pessoal e intransferível, e das suas reações e restrições de uso.

Art. 51 – Nos estabelecimentos hospitalares, clínicas médicas e clínicas veterinárias (no que couber), oficiais ou particulares, os medicamentos a base de substâncias constantes das listas "A1" e "A2" (entorpecentes), "A3", "B1" e "B2" (psicotrópicas), "C2" (retinóicas de uso sistêmico), "C3" (imunossupressoras), deste Regulamento Técnico e de suas atualizações, poderão ser dispensados ou aviados a pacientes internados ou em regime de semi-internato, mediante receita privativa do estabelecimento, subscrita por profissional em exercício no mesmo.

Parágrafo único. Para pacientes em tratamento ambulatorial será exigida a Notificação de Receita, obedecendo ao disposto no artigo 36 deste Regulamento Técnico.

DA RECEITA

Art. 52 – O formulário da Receita de Controle Especial (ANEXO XVII), válido em todo o Território Nacional, deverá ser preenchido em 2 (duas) vias, manuscrito, datilografado ou informatizado, apresentando, obrigatoriamente, em destaque em cada uma das vias os dizeres: "1ª via – Retenção da Farmácia ou Drogaria" e "2ª via – Orientação ao Paciente".

§ 1º – A Receita de Controle Especial deverá estar escrita de forma legível, a quantidade em algarismos arábicos e por extenso, sem emenda ou rasura e terá validade de 30 (trinta) dias contados a partir da data de sua emissão para medicamentos a base de substâncias constantes das listas "C1" (outras substâncias sujeitas a controle especial) e "C5" (anabolizantes) deste Regulamento Técnico e de suas atualizações.

§ 2º – A farmácia ou drogaria somente poderá aviar ou dispensar a receita, quando todos os itens estiverem devidamente preenchidos.

§ 3º – As farmácias ou drogarias ficarão obrigadas a apresentar, dentro do prazo de 72 (setenta e duas) horas, à Autoridade Sanitária local, as Receitas de Controle Especial procedentes de outras Unidades Federativas, para averiguação e visto.

§ 4º – Somente será permitido a aplicação do fator de equivalência entre as substâncias e seus respectivos derivados (Base/Sal), em prescrições contendo formulações magistrais, sendo necessário que as quantidades correspondentes estejam devidamente identificadas nos rótulos da embalagem primária do medicamento.

Art. 53 – O aviamento ou dispensação de Receitas de Controle Especial, contendo medicamentos a base de substâncias constantes das listas "C1" (outras substâncias sujeitas a controle especial) e "C5" (anabolizantes) deste Regulamento Técnico e de suas atualizações, em qualquer forma farmacêutica ou apresentação, é privativo de farmácia ou drogaria e somente poderá ser efetuado mediante receita, sendo a "1ª via – Retida no estabelecimento farmacêutico" e a "2ª via – Devolvida ao Paciente", com o carimbo comprovando o atendimento.

Art. 54 – A prescrição de medicamentos a base de substâncias anti-retrovirais (lista "C4"), só poderá ser feita por médico e será aviada ou dispensada nas farmácias do Sistema Único de Saúde, em formulário próprio estabelecido pelo programa de DST/AIDS, onde a receita ficará retida. Ao paciente, deverá ser entregue um receituário médico com informações sobre seu tratamento. No caso do medicamento adquirido em farmácias ou drogarias será considerado o previsto no artigo anterior.

Parágrafo único. Fica vedada a prescrição de medicamentos a base de substâncias constantes da lista "C4" (anti-retrovirais), deste Regulamento Técnico e de suas atualizações, por médico-veterinário ou cirurgiões-dentistas.

Art. 55 – As receitas que incluam medicamentos a base de substâncias constantes das listas "C1" (outras substâncias sujeitas a controle especial), "C5" (anabolizantes) e os adendos das listas "A1" (entorpecentes), "A2" e "B1" (psicotrópicos) deste Regulamento Técnico e de suas atualizações, somente poderão ser aviadas quando prescritas por profissionais devidamente habilitados e com os campos descritos abaixo devidamente preenchidos:

a) *identificação do emitente:* impresso em formulário do profissional ou da instituição, contendo o nome e endereço do consultório e/ ou da residência do profissional, nº da inscrição no Conselho Regional e no caso da instituição, nome e endereço da mesma;

b) *identificação do usuário:* nome e endereço completo do paciente, e no caso de uso veterinário, nome e endereço completo do proprietário e identificação do animal;

c) *nome do medicamento ou da substância* prescrita sob a forma de Denominação Comum Brasileira (DCB), dosagem ou concentração, forma farmacêutica, quantidade (em algarismos arábicos e por extenso) e posologia;

d) *data da emissão;*

e) *assinatura do prescritor:* quando os dados do profissional estiverem devidamente impressos no cabeçalho da receita, este poderá apenas assiná-la. No caso de o profissional pertencer a uma instituição ou estabelecimento hospitalar, deverá identificar sua assinatura, manualmente de forma legível ou com carimbo, constando a inscrição no Conselho Regional;

f) *identificação do registro:* na receita retida, deverá ser anotado no verso, a quantidade aviada e, quando se tratar de formulações magistrais, também o número do registro da receita no livro correspondente.

§ 1º – As prescrições por cirurgiões-dentistas e médicos-veterinários só poderão ser feitas quando para uso odontológico e veterinário, respectivamente.

§ 2º – Em caso de emergência, poderá ser aviada ou dispensada a receita de medicamento a base de substâncias constantes das listas "C1" (outras substâncias sujeitas a controle especial) deste Regulamento Técnico e de suas atualizações, em papel não privativo do profissional ou da instituição, contendo obrigatoriamente: o diagnóstico ou CID, a justificativa do caráter emergencial do atendimento, data, inscrição no Conselho Regional e assinatura devidamente identificada. O estabelecimento que aviar ou dispensar a referida receita deverá anotar a identificação do comprador e apresentá-la à Autoridade Sanitária do Estado, Município ou Distrito Federal, dentro de 72 (setenta e duas) horas, para visto.

Art. 56 – Nos estabelecimentos hospitalares, clínicas médicas e clínicas veterinárias, oficiais ou particulares, os medicamentos a base de substâncias constantes das listas "C1" (outras substâncias sujeitas a controle especial) e "C5" (anabolizantes) deste Regulamento Técnico e de suas atualizações, poderão ser aviados ou dispensados a pacientes internados ou em regime de semi-internato, mediante receita privativa do estabelecimento, subscrita por profissional em exercício no mesmo.

Parágrafo único. Para pacientes em tratamento ambulatorial será exigida a Receita de Controle Especial em 2 (duas) vias, obedecendo ao disposto no artigo 55 deste Regulamento Técnico.

Art. 57 – A prescrição poderá conter em cada receita, no máximo 3 (três) substâncias constantes da lista "C1" (outras substâncias sujeitas a controle especial) deste Regulamento Técnico e de suas atualizações, ou medicamentos que as contenham.

Art. 58 – A prescrição de anti-retrovirais poderá conter em cada receita, no máximo 5 (cinco) substâncias constantes da lista "C4" (anti-retrovirais) deste Regulamento Técnico e de suas atualizações, ou medicamentos que as contenham.

Art. 59 – A quantidade prescrita de cada substância constante da lista "C1" (outras substâncias sujeitas a controle especial) e "C5" (anabolizantes), deste Regulamento Técnico e de suas atualizações, ou medicamentos que as contenham, ficará limitada a 5 (cinco) ampolas e para as demais formas farmacêuticas, a quantidade para o tratamento correspondente a no máximo 60 (sessenta) dias.

Parágrafo único. No caso de prescrição de substâncias ou medicamentos antiparkinsonianos e anticonvulsivantes, a quantidade ficará limitada até 6 (seis) meses de tratamento.

Art. 60 – Acima das quantidades previstas nos artigos 57 e 59, o prescritor deverá apresentar justificativa com o CID ou diagnóstico e posologia, datando e assinando as duas vias.

Parágrafo único. No caso de formulações magistrais, as formas farmacêuticas deverão conter, no máximo, as concentrações que constam de Literaturas Nacional e Internacional oficialmente reconhecidas (ANEXO XIV).

Art. 61 – As plantas constantes da lista "E" (plantas que podem originar substâncias entorpecentes e/ou psicotrópicas) e as substâncias da lista "F" (substâncias de uso proscrito no Brasil), deste Regulamento Técnico e de suas atualizações, não poderão ser objeto de prescrição e manipulação de medicamentos alopáticos e homeopáticos.

CAPÍTULO VI
DA ESCRITURAÇÃO

Art. 62 – Todo estabelecimento, entidade ou órgão oficial que produzir, comercializar, distribuir, beneficiar, preparar, fracionar, dispensar, utilizar, extrair, fabricar, transformar, embalar, reembalar, vender, comprar, armazenar ou manipular substância ou medicamento de que trata este Regulamento Técnico e de suas atualizações, com qualquer finalidade deverá escriturar e manter no estabelecimento para efeito de fiscalização e controle, livros de escrituração conforme a seguir discriminado:

§ 1º – Livro de Registro Específico (ANEXO XVIII) – para indústria farmoquímica, laboratórios farmacêuticos, distribuidoras, drogarias e farmácias.

§ 2º – Livro de Receituário Geral – para farmácias magistrais.

§ 3º – Excetua-se da obrigação da escrituração de que trata este capítulo, as empresas que exercem exclusivamente a atividade de transportar.

Art. 63 – Os Livros de Receituário Geral e de Registro Específico deverão conter Termos de Abertura e de Encerramento (ANEXO XIX), lavrados pela Autoridade Sanitária do Estado, Município ou Distrito Federal.

§ 1º – Os livros a que se refere o caput deste artigo, poderão ser elaborados através de sistema informatizado previamente avaliado e aprovado pela Autoridade Sanitária do Estado, Município ou Distrito Federal.

§ 2º – No caso do Livro de Registro Específico, deverá ser mantido um livro para registro de substâncias e medicamentos entorpecentes (listas "A1" e "A2"), um livro para registro de substâncias e medicamentos psicotrópicos (listas "A3", "B1" e "B2"), um livro para as substâncias e medicamentos sujeitos a controle especial (listas "C1", "C2", "C4" e "C5") e um livro para a substância e/ou medicamento da lista "C3" (imunossupressoras).

§ 3º – Cada página do Livro de Registro Específico destina-se à escrituração de uma só substância ou medicamento, devendo ser efetuado o registro através da denominação genérica (DCB), combinado com o nome comercial.

Art. 64 – Os Livros, Balanços e demais documentos comprovantes de movimentação de estoque deverão ser arquivados no estabelecimento pelo prazo de 2 (dois) anos, findo o qual poderão ser destruídos.

§ 1º – A escrituração de todas as operações relacionadas com substâncias constantes nas listas deste Regulamento Técnico e de suas atualizações, bem como os medicamentos que as contenham, será feita de modo legível e sem rasuras ou emendas, devendo ser atualizada semanalmente.

§ 2º – O Livro de Registro Específico do estabelecimento fornecedor das substâncias constantes da lista "C3" (imunossupressoras) e do medicamento Talidomida, bem como os demais documentos comprovantes da movimentação de estoque deverão ser mantidos no estabelecimento pelo prazo de 5 (cinco) anos.

§ 3º – Os órgãos oficiais credenciados junto à Autoridade Sanitária competente, para dispensar o medicamento Talidomida deverão possuir um Livro de Registro de Notificação de Receita, contendo a data de dispensação, o nome, idade e sexo do paciente, o CID, quantidade de comprimidos, o nome e CRM do médico e o nome do técnico responsável pela dispensação. Este Livro deverá permanecer na unidade por um período de 10 (dez) anos.

Art. 65 – Os Livros de Registros Específicos destinam-se a anotação, em ordem cronológica, de estoque, entradas (por aquisição ou produção), saídas (por vendas, processamento, beneficiamento, uso) e perdas.

Art. 66 – Quando, por motivo de natureza fiscal ou processual, o Livro de Registro Específico for apreendido pela Autoridade Sanitária ou Policial, ficarão suspensas todas as atividades relacionadas a substâncias e/ou medicamentos nele registrados até que o referido livro seja liberado ou substituído.

CAPÍTULO VII
DA GUARDA

Art. 67 – As substâncias constantes das listas deste Regulamento Técnico e de suas atualizações, bem como os medicamentos que as contenham, existentes nos estabelecimentos, deverão ser obrigatoriamente guardados sob chave ou outro dispositivo que ofereça segurança, em local exclusivo para este fim, sob a responsabilidade do farmacêutico ou químico responsável, quando se tratar de indústria farmoquímica.

CAPÍTULO VIII
DOS BALANÇOS

Art. 68 – O Balanço de Substâncias Psicoativas e Outras Substâncias Sujeitas a Controle Especial – BSPO (ANEXO XX), será preenchido com a movimentação do estoque das substâncias constantes das listas "A1" e "A2" (entorpecentes), "A3","B1" e "B2" (psicotrópicas), "C1" (outras substâncias sujeitas a controle especial), "C2" (retinóicas), "C3" (imunossupressoras), "C4" (anti-retrovirais), "C5" (anabolizantes) e "D1" (precursoras), deste Regulamento Técnico e de suas atualizações, em 3 (três) vias, e remetido à Autoridade Sanitária pelo farmacêutico/químico responsável trimestralmente até o dia 15 (quinze) dos meses de abril, julho, outubro e janeiro.

§ 1º – O Balanço Anual deverá ser entregue até o dia 31 (trinta e um) de janeiro do ano seguinte.

§ 2º – Após o visto da Autoridade Sanitária, o destino das vias será:

1ª via – a empresa ou estabelecimento deverá remeter à Secretaria de Vigilância Sanitária do Ministério da Saúde.

2ª via – retida pela Autoridade Sanitária.

3ª via – retida na empresa ou instituição.

§ 3º – As 1ª e 2ª vias deverão ser acompanhadas dos respectivos disquetes quando informatizado.

§ 4º – O Balanço de Substâncias Psicoativas e Outras Substâncias Sujeitas a Controle Especial – BSPO, deverá ser a cópia fiel e exata da movimentação das substâncias constantes das listas deste Regulamento Técnico e de suas atualizações, registrada nos Livros a que se refere o Capítulo VI deste Regulamento Técnico.

§ 5º – É vedado a utilização de ajustes, utilizando o fator de correção, de substâncias constantes das listas deste Regulamento Técnico e de suas atualizações, quando do preenchimento do BSPO.

§ 6º – A aplicação de ajustes de substâncias constantes das listas deste Regulamento Técnico e de suas atualizações, que compõem os dados do BSPO será privativa da Autoridade Sanitária competente do Ministério da Saúde.

Art. 69 – O Balanço de Medicamentos Psicoativos e de outros Sujeitos a Controle Especial – BMPO, destina-se ao registro de vendas de medicamentos a base de substâncias constantes das listas "A1", "A2" (entorpecentes), "A3" e "B2" (psicotrópicos) e "C4" (anti-retrovirais) deste Regulamento Técnico e de suas atualizações, por farmácias e drogarias conforme modelo (ANEXO XXI), em 2 (duas) vias, e remetido à Autoridade Sanitária pelo Farmacêutico Responsável trimestralmente até o dia 15 (quinze) dos meses de abril, julho, outubro e janeiro.

§ 1º – O Balanço Anual deverá ser entregue até o dia 31 (trinta e um) de janeiro do ano seguinte.

§ 2º – Após o visto da Autoridade Sanitária, o destino das vias será:

1ª via – retida pela Autoridade Sanitária.

2ª via – retida pela farmácia ou drogaria.

§ 3º – As farmácias de unidades hospitalares, clínicas médicas e veterinárias, ficam dispensadas da apresentação do Balanço de Medicamentos Psicoativos e de outros Sujeitos a Controle Especial (BMPO).

Art. 70 – O Mapa do Consolidado das Prescrições de Medicamentos – MCPM (ANEXO XXII), destina-se ao registro das prescrições de medicamentos a base de substâncias constantes das listas "C3" (imunossupressoras) deste Regulamento Técnico e de suas atualizações, pelos órgãos oficiais autorizados, em 3 (três) vias, e remetido à Autoridade Sanitária pelo Farmacêutico Responsável trimestralmente até o dia 15 (quinze) dos meses de abril, julho, outubro e janeiro de cada ano.

§ 1º – Após o carimbo da Autoridade Sanitária, o destino das vias será:

1ª via – retida pela Autoridade Sanitária;

2ª via – encaminhada pelo estabelecimento para a Coordenação do Programa;

3ª via – retida nos órgãos oficiais de dispensação.

§ 2º – O MCPM do medicamento Talidomida será apresentado à Autoridade Sanitária, pelas farmácias privativas das unidades públicas que dispensem o referido medicamento para os pacientes cadastrados nos Programas Governamentais específicos.

Art. 71 – A Relação Mensal de Venda de Medicamentos Sujeitos a Controle Especial – RMV (ANEXO XXIII), destina-se ao registro das vendas de medicamentos a base de substâncias constantes das listas deste Regulamento Técnico e de suas atualizações, excetuando-se as substâncias constantes da lista "D1" (precursoras), efetuadas no mês anterior, por indústria ou laboratório farmacêutico e distribuidor, e serão encaminhadas à Autoridade Sanitária, pelo Farmacêutico Responsável, até o dia 15 (quinze) de cada mês, em 2 (duas) vias, sendo uma das vias retida pela Autoridade Sanitária e a outra devolvida ao estabelecimento depois de visada.

Art. 72 – A Relação Mensal de Notificações de Receita "A" – RMNRA (ANEXO XXIV), destina-se ao registro das Notificações de Receita "A" retidas em farmácias e drogarias quando da dispensação de medicamentos a base de substâncias constantes das listas "A1" e "A2" (entorpecentes) e "A3" (psicotrópicas) deste Regulamento Técnico e de suas atualizações, a qual será encaminhada junto com as respectivas notificações à Autoridade Sanitária, pelo farmacêutico responsável, até o dia 15 (quinze) de cada mês, em 2 (duas) vias, sendo uma das vias retida pela Autoridade Sanitária e a outra devolvida ao estabelecimento depois de visada.

Parágrafo único. A devolução das notificações de receitas a que se refere o caput deste artigo se dará no prazo de 30 (trinta) dias a contar da data de entrega.

Art. 73 – A falta de remessa da documentação mencionada nos artigos 68, 69, 70, 71 e 72, nos prazos estipulados por este Regulamento Técnico, sujeitará o infrator as penalidades previstas na legislação sanitária em vigor.

Art. 74 – A Secretaria de Vigilância Sanitária do Ministério da Saúde e o Órgão de Repressão a Entorpecentes da Polícia Federal, trocarão, anualmente, relatórios sobre as informações dos Balanços envolvendo substâncias e medicamentos entorpecentes, psicotrópicos e precursoras.

Art. 75 – A Secretaria de Vigilância Sanitária do Ministério da Saúde encaminhará relatórios estatísticos, trimestral e anualmente ao órgão Internacional de Fiscalização de Drogas das Nações Unidas com a movimentação relativa às substâncias entorpecentes, psicotrópicos e precursoras.

Parágrafo único. Os prazos para o envio dos relatórios estatísticos de que trata o caput desse artigo obedecerão aqueles previstos nas Convenções Internacionais de Entorpecentes, Psicotrópicos e Precursoras.

Art. 76 – É permitido o preenchimento dos dados em formulários ou por sistema informatizado, da documentação a que se refere este Regulamento Técnico, providenciando a remessa do disquete à Autoridade Sanitária do

Ministério da Saúde, obedecendo aos modelos e prazos estipulados neste capítulo.

CAPÍTULO IX
DA EMBALAGEM

Art. 77 – É atribuição da Secretaria de Vigilância Sanitária do Ministério da Saúde a padronização de bulas, rótulos e embalagens dos medicamentos que contenham substâncias constantes das listas deste Regulamento Técnico e de suas atualizações.

Art. 78 – Os medicamentos a base de substâncias constantes das listas deste Regulamento Técnico e de suas atualizações deverão ser comercializados em embalagens invioláveis e de fácil identificação.

Art. 79 – É vedado às drogarias o fracionamento da embalagem original de medicamentos a base de substâncias constantes das listas deste Regulamento Técnico.

Art. 80 – Os rótulos de embalagens de medicamentos a base de substâncias constantes das listas "A1" e "A2" (entorpecentes) e "A3" (psicotrópicos), deverão ter uma faixa horizontal de cor preta abrangendo todos os lados, na altura do terço médio e com largura não inferior a um terço da largura do maior lado da face maior, contendo os dizeres: "Venda sob Prescrição Médica" – "Atenção: Pode Causar Dependência Física ou Psíquica".

Parágrafo único. Nas bulas dos medicamentos a que se refere o caput deste artigo deverá constar, obrigatoriamente, em destaque e em letras de corpo maior de que o texto, a expressão: "Atenção: Pode Causar Dependência Física ou Psíquica".

Art. 81 – Os rótulos de embalagens de medicamentos a base de substâncias constantes das listas "B1" e "B2" (psicotrópicos) deverão ter uma faixa horizontal de cor preta abrangendo todos seus lados, na altura do terço médio e com largura não inferior a um terço da largura do maior lado da face maior, contendo os dizeres: "Venda sob Prescrição Médica" – "O Abuso deste Medicamento pode causar Dependência".

Parágrafo único. Nas bulas dos medicamentos a que se refere o caput deste artigo, deverá constar, obrigatoriamente, em destaque e em letras de corpo maior de que o texto, a expressão: "O Abuso deste Medicamento pode causar Dependência".

Art. 82 – Nos casos dos medicamentos contendo a substância Anfepramona (lista "B2", psicotrópicos-anorexígenos) deverá constar, em destaque, no rótulo e bula, a frase: "Atenção: Este Medicamento pode causar Hipertensão Pulmonar".

Art. 83 – Os rótulos de embalagens dos medicamentos a base de substâncias constantes das listas "C1" (outras substâncias sujeitas a controle especial), "C2" (retinóicas de uso tópico) "C4" (anti-retrovirais) e "C5" (anabolizantes) deste Regulamento Técnico e de suas atualizações, deverão ter uma faixa horizontal de cor vermelha abrangendo todos os seus lados, na altura do terço médio e com largura não inferior a um terço da largura do maior lado da face maior.

§ 1º – Nas bulas e rótulos dos medicamentos a que se refere o caput deste artigo para as listas "C1" (outras substâncias sujeitas a controle especial), "C4" (anti-retrovirais) e "C5" (anabolizantes), deverá constar, obrigatoriamente, em destaque e em letras de corpo maior de que o texto, a expressão: "Venda sob Prescrição Médica"– "Só Pode ser Vendido com Retenção da Receita".

§ 2º – Nas bulas e rótulos dos medicamentos que contêm substâncias anti-retrovirais, constantes da lista "C4" deste Regulamento Técnico e de suas atualizações, deverá constar, obrigatoriamente, em destaque e em letras de corpo maior de que o texto, a expressão: "Venda sob Prescrição Médica" – "Atenção – O Uso Incorreto Causa Resistência do Vírus da AIDS e Falha no Tratamento".

§ 3º – Nas bulas e rótulos dos medicamentos de uso tópico, manipulados ou fabricados, que contêm substâncias retinóicas, constantes da lista "C2" deste Regulamento Técnico e de suas atualizações, deverá constar, obrigatoriamente, em destaque e em letras de corpo maior de que o texto, a expressão: "Venda sob Prescrição Médica" – "Atenção: Não Use este Medicamento sem Consultar o seu Médico, caso esteja Grávida. Ele pode causar Problemas ao Feto".

§ 4º – Na face anterior e posterior da embalagem dos medicamentos a base da substância misoprostol constante da lista C1 (outras substâncias sujeitas a controle especial) deste Regulamento Técnico deverá constar obrigatoriamente, em destaque um símbolo de uma mulher grávida dentro do círculo cortado ao meio e as seguintes expressões inseridas na tarja vermelha: "Atenção: Uso sob Prescrição Médica" – "Só pode ser utilizado com Retenção de Receita" – "Atenção: Risco para Mulheres Grávidas" – "Venda e uso Restrito a Hospital".

§ 5º – Nas bulas e rótulos do medicamento que contém Misoprostol deve constar obrigatoriamente ao expressão: "Atenção: Risco para Mulheres Grávidas" – "Venda e uso Restrito a Hospital".

Art. 84 – Os rótulos de embalagens dos medicamentos de uso sistêmico, a base de substâncias constantes das listas "C2" (retinóicas) deste Regulamento Técnico e de suas atualizações, deverão ter uma faixa horizontal de cor vermelha abrangendo todos os seus lados, na altura do terço médio e com largura não inferior a um terço da largura do maior lado da face maior, contendo os dizeres "Venda sob Prescrição Médica" – "Atenção: Risco para Mulheres Grávidas, Causa Graves Defeitos na Face, nas Orelhas, no Coração e no Sistema Nervoso do Feto".

Parágrafo único. Nas bulas dos medicamentos a que se refere o caput deste artigo, deverá constar, obrigatoriamente, em destaque e em letras de corpo maior de que o texto, a expressão: "Venda sob Prescrição Médica" – "Atenção: Risco para Mulheres Grávidas, Causa Graves Defeitos na Face, nas Orelhas, no Coração e no Sistema Nervoso do Feto".

Art. 85 – Os rótulos das embalagens dos medicamentos contendo as substâncias da lista "C3" (imunossupressoras) e do medicamento Talidomida seguirão o modelo estabelecido em legislação sanitária em vigor.

Art. 86 – As formulações magistrais contendo substâncias constantes das listas deste Regulamento Técnico e de suas atualizações deverão conter no rótulo os dizeres equivalentes aos das embalagens comerciais dos respectivos medicamentos.

CAPÍTULO X
DO CONTROLE E FISCALIZAÇÃO

Art. 87 – As Autoridades Sanitárias do Ministério da Saúde, Estados, Municípios e Distrito Federal inspecionarão periodicamente as empresas ou estabelecimentos que exerçam quaisquer atividades relacionadas às substâncias e medicamentos de que trata este Regulamento Técnico e de suas atualizações, para averiguar o cumprimento dos dispositivos legais.

Parágrafo único. O controle e a fiscalização da produção, comércio, manipulação ou uso das substâncias e medicamentos de que trata este Regulamento Técnico e de suas atualizações serão executadas, quando necessário, em conjunto com o órgão competente do Ministério da Fazenda, Ministério da Justiça e seus congêneres nos Estados, Municípios e Distrito Federal.

Art. 88 – As empresas, estabelecimentos, instituições ou entidades que exerçam atividades correlacionadas com substâncias constantes das listas deste Regulamento Técnico e de suas atualizações ou seus respectivos medicamentos, quando solicitadas pelas Autoridades Sanitárias competentes, deverão prestar as informações ou proceder a entrega de documentos, nos prazos fixados, a fim de não obstarem a ação de vigilância sanitária e correspondentes medidas que se fizerem necessárias.

CAPÍTULO XI
DAS DISPOSIÇÕES FINAIS

Art. 89 – É proibido distribuir amostras grátis de substâncias e/ou medicamentos constantes deste Regulamento Técnico e de suas atualizações.

§ 1º – Será permitida a distribuição de amostras grátis de medicamentos que contenham substâncias constantes das listas "C1" (outras substâncias sujeitas a controle especial) e "C4" (anti-retrovirais) deste Regulamento Técnico e de suas atualizações, em suas embalagens originais, exclusivamente aos profissionais médicos, que assinarão o comprovante de distribuição emitido pelo fabricante.

§ 2º – Em caso de o profissional doar medicamentos amostras-grátis à instituição a que pertence, deverá fornecer o respectivo comprovante de distribuição devidamente assinado. A instituição deverá dar entrada em Livro de Registro da quantidade recebida.

§ 3º – O comprovante a que se refere o caput deste artigo deverá ser retido pelo fabricante ou pela instituição que recebeu a amostra-grátis do médico, pelo período de 2 (dois) anos, ficando a disposição da Autoridade Sanitária para fins de fiscalização.

§ 4º – É vedada a distribuição de amostras-grátis de medicamentos a base de Misoprostol.

Art. 90 – A propaganda de substâncias e medicamentos, constantes das listas deste Regulamento Técnico e de suas atualizações, somente poderá ser efetuada em revista ou publicação técnico-científica de circulação restrita a profissionais de saúde.

§ 1º – A propaganda referida no caput deste artigo deverá obedecer aos dizeres que foram aprovados no registro do medicamento, não podendo conter figuras, desenhos, ou qualquer indicação que possa induzir a conduta enganosa ou causar interpretação falsa ou confusa quanto a origem, procedência, composição ou qualidade, que atribuam ao medicamento finalidades ou características diferentes daquelas que realmente possua.

§ 2º – A propaganda de formulações será permitida somente acompanhada de embasamento técnico-científico apoiado em literatura Nacional ou Internacional oficialmente reconhecidas.

Art. 91 – Somente as farmácias poderão receber receitas de medicamentos magistrais ou oficinais para aviamento, vedada a intermediação sob qualquer natureza.

Art. 92 – As indústrias veterinárias e distribuidoras, deverão atender as exigências contidas neste Regulamento Técnico que se refere a Autorização Especial, ao comércio internacional e nacional, prescrição, guarda, escrituração, balanços e registro em livros específicos.

Art. 93 – Os medicamentos destinados a uso veterinário, serão regulamentados em legislação específica.

Art. 94 – Os profissionais, serviços médicos e/ou ambulatoriais poderão possuir, na maleta de emergência, até 3 (três) ampolas de medicamentos entorpecentes e até 5 (cinco) ampolas de medicamentos psicotrópicos, para aplicação em caso de emergência, ficando sob sua guarda e responsabilidade.

Parágrafo único. A reposição das ampolas se fará com a Notificação de Receita devidamente preenchida com o nome e endereço completo do paciente ao qual tenha sido administrado o medicamento.

Art. 95 – Quando houver apreensão policial, de plantas, substâncias e/ou medicamentos, de uso proscrito no Brasil – lista "E" (plantas que podem originar substâncias entorpecentes e/ou psicotrópicas) e lista "F" (substâncias proscritas), a guarda dos mesmos será de responsabilidade da Autoridade Policial competente, que solicitará a incineração à Autoridade Judiciária.

§ 1º – Se houver determinação do judicial, uma amostra deverá ser resguardada, para efeito de análise de contra perícia.

§ 2º – A Autoridade Policial, em conjunto com a Autoridade Sanitária, providenciará a incineração da quantidade restante, mediante autorização expressa do judicial. As Autoridades Sanitárias e Policiais lavrarão o termo e auto de incineração, remetendo uma via à autoridade judicial para instrução do processo.

Art. 96 – Quando houver apreensão policial de substâncias das listas constantes deste Regulamento Técnico e de suas atualizações, bem como os medicamentos que as contenham, dentro do prazo de validade, a sua guarda ficará sob a responsabilidade da Autoridade Policial competente. O juiz determinará a destinação das substâncias ou medicamentos apreendidos.

Art. 97 – A Autoridade Sanitária local regulamentará os procedimentos e rotinas em cada esfera de governo, bem como cumprirá e fará cumprir as determinações constantes deste Regulamento Técnico.

Art. 98 – O não cumprimento das exigências deste Regulamento Técnico, constituirá infração sanitária, ficando o infrator sujeito às penalidades previstas na legislação sanitária vigente, sem prejuízo das demais sanções de natureza civil ou penal cabíveis.

Art. 99 – Os casos omissos serão submetidos à apreciação da Autoridade Sanitária competente do Ministério da Saúde, Estados, Municípios e Distrito Federal.

Art. 100 – As Autoridades Sanitárias e Policiais auxiliar-se-ão mutuamente nas diligências que se fizerem necessárias ao fiel cumprimento deste Regulamento Técnico.

Art. 101 – As listas de substâncias constantes deste Regulamento Técnico serão atualizadas através de publicações em Diário Oficial da União sempre que ocorrer concessão de registro de produtos novos, alteração de fórmulas, cancelamento de registro de produto e alteração de classificação de lista para registro anteriormente publicado.

Art. 102 – Somente poderá manipular ou fabricar substâncias constantes das listas deste Regulamento Técnico e de suas atualizações, bem como os medicamentos que as contenham, os estabelecimentos sujeitos a este Regulamento Técnico, quando atendidas as Boas Práticas de Manipulação (BPM) e Boas Práticas de Fabricação (BPF), respectivamente para farmácias e indústrias.

Art. 103 – As empresas importadoras, qualquer que seja a natureza ou a etapa de processamento do medicamento importado a base de substancias constantes das listas deste Regulamento Técnico e de suas atualizações, deverão comprovar, perante a SVS/MS, no momento da entrada da mercadoria no país, o cumprimento das Boas Práticas de Fabricação (BPF) pelas respectivas unidades fabris de origem, mediante a apresentação do competente Certificado, emitido a menos de 2 (dois) anos, pela Autoridade Sanitária do país de procedência.

Art. 104 – A Secretaria de Vigilância Sanitária do Ministério da Saúde no prazo de 60 (sessenta) dias harmonizará e regulamentará a Boas Práticas de Manipulação (BPM), no âmbito nacional.

Parágrafo único. O Certificado de BPM do que trata o caput deste artigo será concedido pela Autoridade Sanitária competente dos Estados, Municípios e Distrito Federal.

Art. 105 – A revisão e atualização deste Regulamento Técnico deverão ocorrer no prazo de 2 (dois) anos.

Art. 106 – O Órgão de Vigilância Sanitária do Ministério da Saúde baixará instruções normativas de caráter geral ou específico sobre a aplicação do presente Regulamento Técnico, bem como estabelecerá documentação, formulários e periodicidades de informações.

Art. 107 – Compete aos Estados, Municípios e o Distrito Federal, exercer a fiscalização e o controle dos atos relacionados a produção, comercialização e uso de substâncias constantes das listas deste Regulamento Técnico e de suas atualizações, bem como os medicamentos que as contenham, no âmbito de seus territórios, bem como fará cumprir as determinações da legislação federal pertinente e deste Regulamento Técnico.

Art. 108 – Excetuam-se das disposições legais deste Regulamento Técnico as substâncias constantes da lista "D2" (insumos químicos) as quais encontram-se submetidas ao controle e fiscalização do Ministério da Justiça conforme Lei nº 9.017/95.

Art. 109 – Ficam revogadas as Portarias nº 54/74, nº 12/80, nº 15/81, nº 02/85, nº 01/86, nº 27/86–DIMED, nº 28/86–DIMED, nº 11/88, nº 08/89, nº 17/91, nº 59/91, nº 61/91, nº 101/91, nº 59/92, nº 66/93, nº 81/93, nº 98/93, nº 101/93, nº 87/94, nº 21/95, nº 82/95, nº 97/95, nº 110/95, nº 118/96, nº 120/96, nº 122/96, nº 132/96, nº 151/96, nº 189/96, nº 91/97, nº 97/97, nº 103/97 e nº 124/97, além dos artigos 2º, 3º, 4º, 13, 14, 15, 18, 19, 21, 22, 23, 24, 28, 26, 27, 31, 35 e 36 da Portaria SVS/MS nº 354 de 15/8/97.

Art. 110 – Este Regulamento Técnico entrará em vigor na data de sua publicação, revogando as disposições em contrário.

GONZALO VECINA NETO

(*) Republicada por ter saído com incorreções do original republicado no Diário Oficial da União de 31 de dezembro de 1998, Seção I.

Lei Nº 5991
DE 17 de DEZEMBRO de 1973

Dispõe sobre o Controle Sanitário do Comércio de Drogas, Medicamentos, Insumos Farmacêuticos e Correlatos, e dá outras Providências.

O PRESIDENTE DA REPÚBLICA:
Faço saber que o Congresso Nacional decreta e eu sanciono a seguinte Lei:

CAPÍTULO I
DISPOSIÇÕES PRELIMINARES

Art. 1º – O controle sanitário do comércio de drogas, medicamentos, insumos farmacêuticos e correlatos, em todo o território nacional, rege-se por esta Lei.

Art. 2º – As disposições desta Lei abrangem as unidades congêneres que integram o serviço público civil e militar da administração direta e indireta, da União, dos Estados, do Distrito Federal, dos Territórios e dos Municípios e demais entidades paraestatais, no que concerne aos conceitos, definições e responsabilidade técnica.

Art. 3º – Aplica-se o disposto nesta Lei às unidades de dispensação das instituições de caráter filantrópico ou beneficente, sem fins lucrativos.

Art. 4º – Para efeitos desta Lei, são adotados os seguintes conceitos:

I – *Droga*: substância ou matéria-prima que tenha a finalidade medicamentosa ou sanitária;

II – *Medicamento*: produto farmacêutico, tecnicamente obtido ou elaborado, com finalidade profilática, curativa, paliativa ou para fins de diagnóstico;

III – *Insumo Farmacêutico*: droga ou matéria-prima aditiva ou complementar de qualquer natureza, destinada a emprego em medicamentos, quando for o caso, e seus recipientes;

IV – *Correlato*: a substância, produto, aparelho ou acessório não enquadrado nos conceitos anteriores, cujo uso ou aplicação esteja ligado à defesa e proteção da saúde individual ou coletiva, à higiene pessoal ou de ambientes, ou a fins diagnósticos e analíticos, os cosméticos e perfumes, e, ainda, os produtos dietéticos, óticos, de acústica médica, odontológicos e veterinários;

V – *Órgão sanitário competente*: órgão de fiscalização do Ministério da Saúde, dos Estados, do Distrito Federal, dos Territórios e dos Municípios;

VI – *Laboratório oficial*: o laboratório do Ministério da Saúde ou congênere da União, dos Estados, do Distrito Federal e dos Territórios, com competência delegada através de convênio ou credenciamento, destinado à análise de drogas, medicamentos, insumos farmacêuticos e correlatos;

VII – *Análise fiscal:* a efetuada em drogas, medicamentos, insumos farmacêuticos e correlatos, destinada a comprovar a sua conformidade com a fórmula que deu origem ao registro;

VIII – *Empresa*: pessoa física ou jurídica, de direito público ou privado, que exerça como atividade principal ou subsidiária o comércio, venda, fornecimento e distribuição de drogas, medicamentos, insumos farmacêuticos e correlatos, equiparando-se à mesma, para os efeitos desta Lei, as unidades dos órgãos da administração direta ou indireta, federal, estadual, do Distrito Federal, dos Territórios, dos Municípios e entidades paraestatais, incumbidas de serviços correspondentes;

IX – *Estabelecimento*: unidade da empresa destinada ao comércio de drogas, medicamentos, insumos farmacêuticos e correlatos;

X – *Farmácia*: estabelecimento de manipulação de fórmulas magistrais e oficinais, de comércio de drogas, medicamentos, insumos farmacêuticos e correlatos, compreendendo o de dispensação e o de atendimento privativo de unidade hospitalar ou de qualquer outra equivalente de assistência médica;

XI – *Drogaria*: estabelecimento de dispensação e comércio de drogas, medicamentos, insumos farmacêuticos e correlatos em suas embalagens originais;

XII – *Ervanaria*: estabelecimento que realize dispensação de plantas medicinais;

XIII – *Posto de medicamentos e unidades volante*: estabelecimento destinado exclusivamente à venda de medicamentos industrializados em suas embalagens originais e constantes de relação elaborada pelo órgão sanitário federal, publicada na imprensa oficial, para atendimento a localidades desprovidas de farmácia ou drogaria;

XIV – *Dispensário de medicamentos*: setor de fornecimento de medicamentos industrializados, privativo de pequena unidade hospitalar ou equivalente;

XV – *Dispensação*: ato de fornecimento ao consumidor de drogas, medicamentos, insumos farmacêuticos e correlatos, a título remunerado ou não;

XVI – *Distribuidor, representante, importador e exportador*: empresa que exerça direta ou indiretamente o comércio atacadista de drogas, medicamentos em suas embalagens originais, insumos farmacêuticos e de correlatos;

XVII – *Produto dietético*: produto tecnicamente elaborado para atender às necessidades dietéticas de pessoas em condições fisiológicas especiais.

XVIII – *Supermercado*: estabelecimento que comercializa, mediante auto-serviço, grande variedade de mercadorias, em especial produtos alimentícios em geral e produtos de higiene e limpeza (Redação dada pela Lei nº 9.069, de 29/06/95);

XIX – *Armazém e empório*: estabelecimento que comercializa, no atacado ou no varejo, grande variedade de mercadorias e, de modo especial, gêneros alimentícios e produtos de higiene e limpeza (Redação dada pela Lei nº 9.069, de 29/06/95);

XX – *Loja de conveniência e "drugstore"*: estabelecimento que, mediante auto-serviço ou não, comercializa diversas mercadorias, com ênfase para aquelas de primeira necessidade, dentre as quais alimentos em geral, produtos de higiene e limpeza e apetrechos domésticos, podendo funcionar em qualquer período do dia e da noite, inclusive nos domingos e feriados (Redação dada pela Lei nº 9.069, de 29/06/95).

CAPÍTULO II
DO COMÉRCIO FARMACÊUTICO

Art. 5º – O comércio de drogas, medicamentos e de insumos farmacêuticos é privativo das empresas e dos estabelecimentos definidos nesta Lei.

§ 1º – O comércio de determinados correlatos, tais como, aparelhos e acessórios, produtos utilizados para fins diagnósticos e analíticos, odontológicos, veterinários, de higiene pessoal ou de ambiente, cosméticos e perfumes, exercido por estabelecimentos especializados, poderá ser extensivo às farmácias e drogarias, observado o disposto em lei federal e na supletiva dos Estados, do Distrito Federal e dos Territórios.

§ 2º – A venda de produtos dietéticos será realizada nos estabelecimentos de dispensação e, desde que não contenham substâncias medicamentosas, pelos do comércio fixo.

Art. 6º – A dispensação de medicamentos é privativa de:
a) farmácia;
b) drogaria;
c) posto de medicamento e unidade volante;
d) dispensário de medicamentos.

Parágrafo único. Para atendimento exclusivo a seus usuários, os estabelecimentos hoteleiros e similares poderão dispor de medicamentos anódinos, que não dependam de receita médica, observada a relação elaborada pelo órgão sanitário federal.

Art. 7º – A dispensação de plantas medicinais é privativa das farmácias e ervanarias, observados o acondicionamento adequado e a classificação botânica.

Art. 8º – Apenas poderão ser entregues à dispensação drogas, medicamentos, insumos farmacêuticos e correlatos que obedeçam aos padrões de qualidade oficialmente reconhecidos.

CAPÍTULO III
DA FARMÁCIA HOMEOPÁTICA

Art. 9º – O comércio de medicamentos homeopáticos obedecerá às disposições desta Lei, atendidas as suas peculiaridades.

Art. 10 – A farmácia homeopática só poderá manipular fórmulas oficinais e magistrais, obedecida a farmaco-técnica homeopática.

Parágrafo único. A manipulação de medicamentos homeopáticos não constantes das farmacopéias ou dos formulários homeopáticos depende de aprovação do órgão sanitário federal.

Art. 11 – O Serviço Nacional de Fiscalização da Medicina e Farmácia baixará instruções sobre o receituário, utensílios, equipamentos e relação do estoque mínimo de produtos homeopáticos.

Art. 12 – É permitido às farmácias homeopáticas manter seções de vendas de correlatos e de medicamentos não homeopáticos quando apresentados em suas embalagens originais.

Art. 13 – Dependerá da receita médica a dispensação de medicamentos homeopáticos, cuja concentração de substância ativa corresponda às doses máximas farmacologicamente estabelecidas.

Art. 14 – Nas localidades desprovidas de farmácia homeopática, poderá ser autorizado o funcionamento de posto de medicamentos homeopáticos ou a dispensação dos produtos em farmácia alopática.

CAPÍTULO IV
DA ASSISTÊNCIA E RESPONSABILIDADE TÉCNICAS

Art. 15 – A farmácia e a drogaria terão, obrigatoriamente, a assistência de técnico responsável, inscrito no Conselho Regional de Farmácia, na forma da lei.

§ 1º – A presença do técnico responsável será obrigatória durante todo o horário de funcionamento do estabelecimento.

§ 2º – Os estabelecimentos de que trata este artigo poderão manter técnico responsável substituto, para os casos de impedimento ou ausência do titular.

§ 3º – Em razão do interesse público, caracterizada a necessidade da existência de farmácia ou drogaria, e na falta do farmacêutico, o órgão sanitário de fiscalização local licenciará os estabelecimentos sob a responsabilidade técnica de prático de farmácia, oficial de farmácia ou outro, igualmente inscrito no Conselho Regional de Farmácia, na forma da lei.

Art. 16 – A responsabilidade técnica do estabelecimento será comprovada por declaração de firma individual, pelos estatutos ou contrato social, ou pelo contrato de trabalho do profissional responsável.

§ 1º – Cessada a assistência técnica pelo término ou alteração da declaração de firma individual, contrato social ou estatutos da pessoa jurídica ou pela rescisão do contrato de trabalho, o profissional responderá pelos atos praticados durante o período em que deu assistência ao estabelecimento.

§ 2º – A responsabilidade referida no § anterior substituirá pelo prazo de um ano a contar da data em que o sócio ou empregado cesse o vínculo com a empresa.

Art. 17 – Somente será permitido o funcionamento de farmácia e drogaria sem a assistência do técnico responsável, ou do seu substituto, pelo prazo de até 30 (trinta) dias, período em que não serão aviadas fórmulas magistrais ou oficiais nem vendidos medicamentos sujeitos a regime especial de controle.

Art. 18 – É facultado à farmácia ou drogaria manter serviço de atendimento ao público para aplicação de injeções a cargo de técnico habilitado, observada a prescrição médica.

§ 1º – Para efeito deste artigo o estabelecimento deverá ter local privativo, equipamento e acessório apropriados, e cumprir os preceitos sanitários pertinentes.

§ 2º – A farmácia poderá manter laboratório de análises clínicas, desde que em dependência distinta e separada, e sob a responsabilidade técnica do farmacêutico bioquímico.

Art. 19 – Não dependerão de assistência técnica e responsabilidade profissional o posto de medicamentos, a unidade volante e o supermercado, o armazém e o empório, a loja de conveniência e a "drugstore" (Redação dada pela Lei nº 9.069, de 29/06/95).

Art. 20 – A cada farmacêutico será permitido exercer a direção técnica de, no máximo, duas farmácias, sendo uma comercial e uma hospitalar.

CAPÍTULO V
DO LICENCIAMENTO

Art. 21 – O comércio, a dispensação, a representação ou distribuição e a importação ou exportação de drogas, medicamentos, insumos farmacêuticos e correlatos será exercido somente por empresas e estabelecimentos licenciados pelo órgão sanitário competente dos Estados, do Distrito Federal e dos Territórios, em conformidade com a legislação supletiva a ser baixada pelos mesmos, respeitadas as disposições desta Lei.

Art. 22 – O pedido da licença será instruído com:

a) prova de constituição da empresa;

b) prova de relação contratual entre a empresa e seu responsável técnico, quando for o caso;

c) prova de habilitação legal do responsável técnico, expedida pelo Conselho Regional de Farmácia.

Art. 23 – São condições para a licença:

a) localização conveniente, sob o aspecto sanitário;

b) instalações independentes e equipamentos que a satisfaçam aos requisitos técnicos adequados à manipulação e comercialização pretendidas;

c) assistência de técnico responsável, de que trata o Art. 15 e seus parágrafos, ressalvadas as exceções previstas nesta Lei.

Parágrafo único. A legislação supletiva dos Estados, do Distrito Federal e dos Territórios poderá reduzir as exigências sobre a instalação e equipamentos, para o licenciamento de estabelecimentos destinados à assistência farmacêutica no perímetro suburbano e zona rural.

Art. 24 – A licença, para funcionamento do estabelecimento, será expedida após verificação da observância das condições fixadas nesta Lei e na legislação supletiva.

Art. 25 – A licença é válida pelo prazo de um ano e será revalidada por períodos iguais e sucessivos.

Parágrafo único. A revalidação de licença deverá ser requerida nos primeiros 120 (cento e vinte) dias de cada exercício (Redação dada pela Lei 6.318, 23/12/75).

Art. 26 – A revalidação somente será concedida após a verificação do cumprimento das condições sanitárias exigidas para o licenciamento do estabelecimento, através de inspeção.

Art. 27 – A transferência da propriedade e a alteração da razão social ou do nome do estabelecimento não interromperá o prazo de validade da licença, sendo porém obrigatória a comunicação das alterações referidas e a apresentação dos atos que as comprovem, para averbação.

Art. 28 – A mudança do estabelecimento para local diverso do previsto no licenciamento dependerá de licença prévia do órgão sanitário competente e do atendimento das normas exigidas para o licenciamento.

Art. 29 – O posto de medicamentos de que trata o item XIII, do artigo 4, terá as condições de licenciamento estabelecidas na legislação supletiva dos Estados, do Distrito Federal e dos Territórios.

Art. 30 – A fim de atender às necessidades e peculiaridades de regiões desprovidas de farmácia, drogaria e posto de medicamentos consoante legislação supletiva dos Estados, do Distrito Federal e dos Territórios, o órgão sanitário competente poderá licenciar unidade volante para a dispensação de medicamentos, constantes de relação elaborada pelo Serviço Nacional de Fiscalização da Medicina e Farmácia.

§ 1º – A dispensação será realizada em meios de transportes terrestres, marítimos, fluviais, lacustres ou aéreos, que possuam condições adequadas à guarda dos medicamentos.

§ 2º – A licença prevista neste artigo será concedida a título provisório e cancelada tão logo se estabeleça uma farmácia na região.

Art. 31 – Para o efeito de controle estatístico o órgão sanitário competente dos Estados, do Distrito Federal e dos Territórios enviará ao Serviço Nacional de Fiscalização da Medicina e Farmácia do Ministério da Saúde, anualmente, até 30 de junho, a relação numérica dos licenciamentos, das revalidações e baixas concedidas às empresas e estabelecimentos de que trata o artigo 21.

Art. 32 – As licenças poderão ser suspensas, cassadas, ou canceladas no interesse da saúde pública, mediante despacho fundamentado da autoridade competente, assegurado o direito de defesa em processo administrativo, instaurado pelo órgão sanitário.

Art. 33 – O estabelecimento de dispensação que deixar de funcionar por mais de 120 (cento e vinte) dias terá sua licença cancelada.

Art. 34 – Os estabelecimentos referidos nos itens X e XI, do artigo 4 desta Lei, poderão manter sucursais e filiais que, para efeito de licenciamento, instalação e responsabilidade serão considerados como autônomos.

CAPÍTULO VI
DO RECEITUÁRIO

Art. 35 – Somente será aviada a receita:

a) que estiver escrita a tinta, em vernáculo, por extenso e de modo legível, observados a nomenclatura e o sistema de pesos e medidas oficiais;

b) que contiver o nome e o endereço residencial do paciente e, expressamente, o modo de usar a medicação;

c) que contiver a data e a assinatura do profissional, endereço do consultório ou da residência, e o número de inscrição no respectivo Conselho Profissional.

Parágrafo único. O receituário de medicamentos entorpecentes ou a estes equiparados e os demais sob regime de controle, de acordo com a sua classificação, obedecerá às disposições da legislação federal específica.

Art. 36 – A receita de medicamentos magistrais e oficinais, preparados na farmácia, deverá ser registrada em livro de receituário.

Art. 37 – A farmácia, a drogaria e o dispensário de medicamentos terão livro, segundo modelo oficial, destinado ao registro do receituário de medicamentos sob regime de controle sanitário especial.

Parágrafo único. O controle do estoque dos produtos de que trata o presente artigo será feito mediante registro especial, respeitada a legislação específica para os entorpecentes e os a estes equiparados, e as normas baixadas pelo Serviço Nacional de Fiscalização da Medicina e Farmácia.

Art. 38 – A farmácia e a drogaria disporão de rótulos impressos para uso nas embalagens dos produtos aviados, deles constando o nome e endereço do estabelecimento, o número da licença sanitária, o nome do responsável técnico e o número do seu registro no Conselho Regional de Farmácia.

Parágrafo único. Além dos rótulos a que se refere o presente artigo, a farmácia terá impressos com os dizeres: "Uso Externo", "Uso Interno", "Agite quando Usar", "Uso Veterinário" e "Veneno".

Art. 39 – Os dizeres da receita serão transcritos integralmente no rótulo aposto ao continente o invólucro do medicamento aviado, com a data de sua manipulação, número de ordem do registro de receituário, nome do paciente e do profissional que a prescreveu.

Parágrafo único. O responsável técnico pelo estabelecimento rubricará os rótulos das fórmulas aviadas e bem assim a receita correspondente para devolução ao cliente ou arquivo, quando for o caso.

Art. 40 – A receita em código, para aviamento na farmácia privativa da instituição, somente poderá ser prescrita por profissional vinculado à unidade hospitalar.

Art. 41 – Quando a dosagem do medicamento prescrito ultrapassar os limites farmacológicos ou a prescrição apresentar incompatibilidades, o responsável técnico pelo estabelecimento solicitará confirmação expressa ao profissional que a prescreveu.

Art. 42 – Na ausência do responsável técnico pela farmácia ou de seu substituto, será vedado o aviamento de fórmula que dependa de manipulação na qual figure substância sob regime de controle sanitário especial.

Art. 43 – O registro do receituário e dos medicamentos sob regime de controle sanitário especial não poderá conter rasuras, emendas ou irregularidades que possam prejudicar a verificação da sua autenticidade.

CAPÍTULO VII
DA FISCALIZAÇÃO

Art. 44 – Compete aos órgãos de fiscalização sanitária dos Estados, do Distrito Federal e dos Territórios a fiscalização dos estabelecimentos de que trata esta Lei, para a verificação das condições de licenciamento e funcionamento.

§ 1º – A fiscalização nos estabelecimentos de que trata o artigo 2 obedecerá aos mesmos preceitos fixados para o controle sanitário dos demais.

§ 2º – Na hipótese de ser apurada infração ao disposto nesta Lei e demais normas pertinentes, os responsáveis ficarão sujeitos às sanções previstas na legislação penal e administrativa, sem prejuízo da ação disciplinar decorrente do regime jurídico a que estejam submetidos.

Art. 45 – A fiscalização sanitária das drogas, medicamentos, insumos farmacêuticos e correlatos será exercida nos estabelecimentos que os comercializem, pelos Estados, Distrito Federal e Territórios, através de seus órgãos competentes.

Art. 46 – No caso de dúvida quanto aos rótulos, bulas e ao acondicionamento de drogas, medicamentos, insumos farmacêuticos e correlatos, a fiscalização apreenderá duas unidades de produto, das quais uma será remetida para exame no órgão sanitário competente, ficando a outra em poder do detentor do produto, lavrando-se o termo de apreensão, em duas vias, que será assinado pelo agente fiscalizador e pelo responsável técnico pelo estabelecimento, ou seu substituto eventual e, na ausência deste, por duas testemunhas.

Parágrafo único. Constatada a irregularidade pelo órgão sanitário competente, será lavrado auto de infração, aplicando-se as disposições constantes do Decreto-Lei nº 785, de 25 de agosto de 1969.

Art. 47 – Para efeito de análise fiscal, proceder-se-á, periodicamente, à colheita de amostras dos produtos e materiais, nos estabelecimentos compreendidos nesta Lei, devendo a autoridade fiscalizadora, como medida preventiva, em caso de suspeita de alteração ou fraude, interditar o estoque existente no local, até o prazo máximo de 60 (sessenta) dias, findo os quais o estoque ficará automaticamente liberado, salvo se houver notificação em contrário.

§ 1º – No caso de interdição do estoque, a autoridade fiscalizadora lavrará o auto de interdição correspondente, que assinará, com o representante legal da empresa e o possuidor ou detentor do produto, ou seu substituto legal e, na ausência ou recusa destes, por duas testemunhas, especificado no auto a natureza e demais características do produto interditado e o motivo da interdição.

§ 2º – A mercadoria interditada não poderá ser dada a consumo, desviada, alterada ou substituída no todo ou em parte, sob pena de ser apreendida, independentemente da ação penal cabível.

§ 3º – Para análise fiscal serão colhidas amostras que serão colocadas em quatro invólucros, lavrando a autoridade fiscalizadora o auto de apreensão, em quatro vias, que será assinado pelo autuante, pelo representante legal da empresa, pelo possuidor ou detentor do produto, ou seu substituto legal, e, na ausência ou recusa destes, por duas testemunhas, especificado no auto a natureza e outras características do material apreendido.

§ 4º – O número de amostras será limitado à quantidade necessária e suficiente às análises e exames.

§ 5º – Dos quatro invólucros, tornados individualmente invioláveis e convenientemente autenticados, no ato de apreensão, um ficará em poder do detentor do produto, com a primeira via do respectivo auto para efeito de recursos; outro será remetido ao fabricante com a segunda via do auto para defesa, em caso de contraprova; o terceiro será enviado, no prazo máximo de cinco dias, ao laboratório oficial, com a terceira via do auto de apreensão para a análise fiscal e o quarto ficará em poder da autoridade fiscalizadora, que será responsável pela integridade e conservação da amostra.

§ 6º – O laboratório oficial terá o prazo de 30 (trinta) dias, contados da data do recebimento da amostra, para efetuar a análise e os exames.

§ 7º – Quando se tratar de amostras de produtos perecíveis em prazo inferior ao estabelecido no § anterior, a análise deverá ser feita de imediato.

§ 8 – O prazo previsto no § 6º poderá ser prorrogado, excepcionalmente, até 15 (quinze) dias, por razões técnicas devidamente justificadas.

Art. 48 – Concluída a análise fiscal, o laboratório oficial remeterá imediatamente o laudo respectivo à autoridade fiscalizadora competente, que procederá de acordo com a conclusão do mesmo.

§ 1º – Se o resultado da análise fiscal não comprovar alteração do produto, este será desde logo liberado.

§ 2º – Comprovada a alteração, falsificação, adulteração ou fraude, será lavrado, de imediato, auto de infração e notificada a empresa para início do processo.

§ 3º – O indiciado terá o prazo de 10 (dez) dias, contados da notificação, para apresentar defesa escrita ou contestar o resultado da análise, requerendo, na seguinte hipótese, perícia de contraprova.

§ 4º – A notificação do indiciado será feita por intermédio de funcionário lotado no órgão sanitário competente ou mediante registro postal e, no caso de não ser localizado ou encontrado, por meio de edital publicado no órgão oficial de divulgação.

§ 5º – Decorrido o prazo de que trata o § 3º deste artigo, sem que o notificado apresente defesa ou contestação ao resultado da análise, o laudo será considerado definitivo e proferida a decisão pela autoridade sanitária competente, consoante o disposto no Decreto-Lei nº 785, de 25 de agosto de 1969.

Art. 49 – A perícia de contraprova será realizada no laboratório oficial que expedir o laudo condenatório, com a presença do perito que efetuou a análise fiscal, do perito indicado pela empresa e do perito indicado pelo órgão fiscalizador, utilizando-se as amostras constantes do invólucro em poder do detentor.

§ 1º – A perícia de contraprova será iniciada até 15 (quinze) dias após o recebimento da defesa apresentada pelo indiciado, e concluída nos 15 (quinze) dias subseqüentes, salvo se condições técnicas exigirem prazo maior.

§ 2º – Na data fixada para a perícia de contraprova, o perito do indiciado apresentará o invólucro de amostras em seu poder.

§ 3º – A perícia de contraprova não será realizada se houver indício de alteração ou violação dos invólucros, lavrando-se ata circunstanciada sobre o fato, assinada pelos peritos.

§ 4º – Na hipótese do § anterior, prevalecerá, para todos os efeitos, o laudo de análise fiscal condenatória.

§ 5º – Aos peritos serão fornecidos todos os informes necessários à realização da perícia de contraprova.

§ 6º – Aplicar-se-á à perícia de contraprova o mesmo método de análise empregado na análise fiscal condenatória, podendo, porém, ser adotado outro método de reconhecida eficácia, se houver concordância dos peritos.

§ 7º – Os peritos lavrarão termo e laudo do ocorrido na perícia de contraprova, que ficarão arquivados no laboratório oficial, remetendo sua conclusão ao órgão sanitário de fiscalização.

Art. 50 – Confirmado pela perícia de contraprova o resultado da análise fiscal condenatória, deverá a autoridade sanitária competente, ao proferir a sua decisão, determinar a inutilização do material ou produto, substância ou insumo, objeto de fraude, falsificação ou adulteração, observado o disposto no Decreto-Lei nº 785, de 25 de agosto de 1969.

Art. 51 – Em caso de divergência entre os peritos quanto ao resultado da análise fiscal condenatória ou discordância entre os resultados dessa última com a da perícia de contraprova, caberá recurso da parte interessada ou do perito responsável pela análise condenatória à autoridade competente, devendo esta determinar a realização de novo exame pericial sobre a amostra em poder do laboratório oficial de controle.

§ 1º – O recurso de que trata este artigo deverá ser interposto no prazo de dez dias, contados da data da conclusão da perícia de contraprova.

§ 2º – A autoridade que receber o recurso deverá decidir sobre o mesmo no prazo de 10 (dez) dias, contados da data do seu recebimento.

§ 3º – Esgotado o prazo referido no § 2, sem decisão do recurso, prevalecerá o resultado da perícia de contraprova.

Art. 52 – Configurada infração por inobservância de preceitos ético-profissionais, o órgão fiscalizador comunicará o fato ao Conselho Regional de Farmácia da jurisdição.

Art. 53 – Não poderá ter exercício nos órgãos de fiscalização sanitária o servidor público que for sócio ou acionista de qualquer categoria, ou que prestar serviços a empresa ou estabelecimento que explore o comércio de drogas, medicamentos, insumos farmacêuticos e correlatos.

CAPÍTULO VIII
DISPOSIÇÕES FINAIS E TRANSITÓRIAS

Art. 54 – O Serviço Nacional de Fiscalização da Medicina e Farmácia baixará normas sobre:

a) a padronização do registro do estoque e da venda ou dispensação dos medicamentos sob controle sanitário especial, atendida a legislação pertinente;

b) os estoques mínimos de determinados medicamentos nos estabelecimentos de dispensação, observado o quadro nosológico local;

c) os medicamentos e materiais destinados a atendimento de emergência, incluídos os soros profiláticos.

Art. 55 – É vedado utilizar qualquer dependência da farmácia ou da drogaria como consultório, ou outro fim diverso do licenciamento.

Art. 56 – As farmácias e drogarias são obrigadas a plantão, pelo sistema de rodízio, para atendimento ininterrupto à comunidade, consoante normas a serem baixadas pelos Estados, Distrito Federal, Territórios e Municípios.

Art. 57 – Os práticos e oficiais de farmácia, habilitados na forma da lei, que estiverem em plena atividade e provarem manter a propriedade ou co-propriedade de farmácia em 11 de novembro de 1960, serão provisionados pelo Conselho Federal e Conselhos Regionais de Farmácia para assumir a responsabilidade técnica do estabelecimento.

§ 1º – O prático e o oficial de farmácia nas condições deste artigo não poderão exercer outras atividades privativas da profissão de farmacêutico.

§ 2º – O provisionamento de que trata este artigo será efetivado no prazo máximo de 90 (noventa) dias, a contar da data de entrada do respectivo requerimento, devidamente instruído.

Art. 58 – Ficam revogados os Decretos do Governo Provisório nº 19.606, de 19 de janeiro de 1931; nº 20.627, de 9 de novembro de 1931, que retificou o primeiro; nº 20.377, de 8 de setembro de 1931, ressalvados seus artigos 2 e 3, e a Lei nº 1.472, de 22 de novembro de 1951.

Art. 59 – Esta Lei entrará em vigor na data de sua publicação, revogadas as disposições em contrário.

Brasília, 17 de dezembro de 1973; 1
52º da Independência e 85º da República.

10

Conselho Regional de Medicina e Processo Disciplinar

O Conselho Federal de Medicina e os Conselhos Regionais são autarquias, isto é, pessoas jurídicas de Direito Público, que fiscalizam, julgam e disciplinam a ética profissional dos médicos.(Lei No. 3268/57).Os Conselhos foram regulamentados pelo Decreto No. 44045 de 19 de janeiro de 1958.

Os médicos portadores de diplomas legalmente válidos no Brasil, só poderão exercer a profissão após sua inscrição no respectivo Conselho Regional de Medicina.

Os Conselhos seguem normas processuais que constam do Código de Processo Ético Profissional, de acordo com a Resolução 1617/2001 do Conselho Federal de Medicina (ver anexo II).

Havendo alguma suposta infração ética, o processo terá inicio no Conselho Regional de Medicina em que o médico está registrado, após comunicação ou denúncia de Comissão de Ética, Delegacia Regional ou qualquer pessoa.

O artigo 5º, inciso LV, da Constituição Federal, garante:

> Aos litigantes, em processo judicial ou administrativo, e aos acusados em geral são assegurados o contraditório e ampla defesa, com os meios e recursos a ela inerentes;

Estas garantias do contraditório e da ampla defesa, permitem que o médico denunciado tenha um processo democrático e justo, pois terá direito a produzir todas as provas que forem necessárias para sua tese de defesa.

Caso a decisão seja pela culpabilidade do médico, cuja penalidade varia desde uma advertência confidencial, em aviso reservado, até uma cassação do exercício profissional, resta a possibilidade de interposição de recurso.

De acordo com o artigo 17 do Decreto Nº 44045/58 do regulamento do Conselho Federal e Conselhos Regionais de Medicina, as penas aplicáveis aos infratores da ética profissional são as seguintes:

- advertência profissional, em aviso reservado;
- censura confidencial, em aviso reservado;
- censura pública, em publicação oficial;
- suspensão do exercício profissional, até 30 (trinta) dias; e
- cassação do exercício profissional.

O médico inconformado com a decisão dos Conselhos de Medicina poderá provocar o Poder Judiciário, pois o artigo 5º da Constituição Federal, inciso XXXV estabelece:

> "a lei não excluirá da apreciação do Poder Judiciário lesão ou ameaça a direito".

11

Outras Normas de Interesse à Prática Médica

Alguns artigos do Código de Defesa do Consumidor, abaixo transcritos, direta ou indiretamente, relacionam-se à atividade médica:

> **Dos direitos do Consumidor**
> **CÓDIGO DE PROTEÇÃO E DE DEFESA DO CONSUMIDOR**
> **LEI Nº 8.078, DE 11 DE SETEMBRO DE 1990**
>
> DISPOSIÇÕES GERAIS
> **Art. 1º** – O presente Código estabelece normas de proteção e defesa do consumidor, de ordem pública e interesse social, nos termos do artigo 5º, inciso XXXII, 170, inciso V da Constituição Federal e artigo 48 de suas Disposições Transitórias.
>
> **Art. 2º** – Consumidor é toda pessoa física ou jurídica que adquire ou utiliza produto ou serviço como destinatário final.
> **Parágrafo único**. Equipara-se a consumidor a coletividade de pessoas, ainda que indetermináveis, que haja intervindo nas reações de consumo.
>
> **Art. 3º** – Fornecedor é toda pessoa física ou jurídica, pública ou privada, nacional ou estrangeira, bem como os entes despersonalizados, que desenvolvem atividades de produção, montagem, criação, construção, transformação, importação, exportação, distribuição ou comercialização de produtos ou prestação de serviços.
> **§ 1º** – Produto é qualquer bem, móvel ou imóvel, material ou imaterial.

§ 2º – Serviço é qualquer atividade fornecida no mercado de consumo, mediante remuneração, inclusive as de natureza bancária, financeira, de crédito e securitária, salvo as decorrentes das relações de caráter trabalhista.

CAPÍTULO II
DA POLÍTICA NACIONAL DE RELAÇÕES DE CONSUMO

Art. 4º – A Política Nacional de Relações de Consumo tem por objetivo o atendimento das necessidades dos consumidores, o respeito a sua dignidade, saúde e segurança, a proteção de seus interesses econômicos, a melhoria da sua qualidade de vida, bem como a transparência e harmonia das relações de consumo, atendidos os seguintes princípios:

I – reconhecimento da vulnerabilidade do consumidor no mercado de consumo;

II – ação governamental no sentido de proteger efetivamente o consumidor:

a) por iniciativa direta;

b) por incentivos à criação e desenvolvimento de associações representativas;

c) pela presença do Estado no mercado de consumo;

d) pela garantia dos produtos e serviços com padrões adequados de qualidade, segurança, durabilidade e desempenho;

III – harmonização dos interesses dos participantes das relações de consumo e compatibilização da proteção do consumidor com a necessidade de desenvolvimento econômico e tecnológico, de modo a viabilizar os princípios nos quais se funda a ordem econômica (artigo 170 da Constituição Federal), sempre com base na boa-fé e equilíbrio nas relações entre consumidores e fornecedores;

IV – educação e informação de fornecedores e consumidores, quanto aos seus direitos e deveres, com vistas à melhoria do mercado de consumo;

V – incentivo à criação pelos fornecedores de meios eficientes de controle de qualidade e segurança de produtos e serviços, assim como de mecanismos alternativos de solução de conflitos de consumo;

VI – coibição e repressão eficientes de todos os abusos praticados no mercado de consumo, inclusive a concorrência desleal e utilização indevida de inventos e criações industriais das marcas e nomes comerciais e signos distintivos, que possam causar prejuízos aos consumidores;

VII – racionalização e melhoria dos serviços públicos;

VIII – estudo constante das modificações do mercado de consumo.

CAPÍTULO III
DOS DIREITOS BÁSICOS DO CONSUMIDOR

Art. 6º – São direitos básicos do consumidor:

I – a proteção da vida, saúde e segurança contra os riscos provocados por práticas no fornecimento de produtos e serviços considerados perigosos ou nocivos;

II – a educação e divulgação sobre o consumo adequado dos produtos e serviços, asseguradas a liberdade de escolha e a igualdade nas contratações;

III – a informação adequada e clara sobre os diferentes produtos e serviços produtos e serviços, com especificação correta de quantidade, características, composição, qualidade e preço, bem como sobre os riscos que apresentem;

IV – a proteção contra a publicidade enganosa e abusiva, métodos comerciais coercitivos ou desleais, bem como contra práticas e cláusulas abusivas ou impostas no fornecimento de produtos e serviços;

V – a modificação das cláusulas contratuais que estabeleçam prestações desproporcionais ou sua revisão em razão de fatos supervenientes que as tornem excessivamente onerosas;

VI – a efetiva prevenção e reparação de danos patrimoniais e morais, individuais, coletivos e difusos;

VII – o acesso aos órgãos judiciários e administrativos, com visas à prevenção ou reparação de danos patrimoniais e morais, individuais, coletivos ou difusos, assegurada a proteção jurídica, administrativa e técnica aos necessitados;

VIII – a facilitação da defesa de seus direitos, inclusive com a inversão do ônus da prova, a seu favor, no processo civil, quando, a critério do juiz, for verossímil a alegação ou quando for ele hipossuficiente, segundo as regras ordinárias da experiência.

Art. 7º – Os direitos previstos neste Código não excluem outros decorrentes de tratados ou convenções internacionais de que o Brasil seja signatário, da legislação interna ordinária, de regulamentos expedidos pelas autoridades administrativas competentes, bem como dos que derivem dos princípios competentes, bem como dos que derivem dos princípios gerais do direito, analogia, costumes e eqüidade.

Parágrafo único. Tendo mais de um autor a ofensa, todos responderão solidariamente pela reparação dos danos previstos nas normas de consumo.

CAPÍTULO IV
DA QUALIDADE DE PRODUTOS E SERVIÇOS, DA PREVENÇÃO E DA REPARAÇÃO DOS DANOS

SEÇÃO I
DA PROTEÇÃO À SAÚDE E SEGURANÇA

Art. 8º – Os produtos e serviços colocados no mercado de consumo não acarretarão riscos à saúde ou segurança dos consumidores, exceto os considerados normais e previsíveis em decorrência de sua natureza e fruição, obrigando-se os fornecedores, em qualquer hipótese, a dar as informações necessárias e adequadas a seu respeito.

Parágrafo único. Em se tratando de produto industrial, ao fabricante cabe prestar as informações a que se refere este artigo, através de impressos apropriados que devam acompanhar o produto.

Art. 9 – O fornecedor de produtos e serviços potencialmente nocivos ou perigosos à saúde ou segurança deverá informar, de maneira ostensiva e adequada, a respeito da sua nocividade ou periculosidade, sem prejuízo da adoção de outras medidas cabíveis em casa caso concreto.

Art. 10 – O fornecedor não poderá colocar no mercado de consumo produto ou serviço que sabe ou deveria saber apresentar alto grau de nocividade ou periculosidade à saúde ou segurança

§ 1º – O fornecedor de produtos e serviços que, posteriormente à sua introdução no mercado de consumo, tiver conhecimento da periculosidade que apresentam, deverá comunicar o fato imediatamente às autoridades competentes e aos consumidores, mediante anúncios publicitários.

§ 2º – Os anúncios publicitários a que se refere o parágrafo anterior serão veiculados na imprensa, rádio e televisão, às expensas do fornecedor do produto ou serviço.

§ 3º – Sempre que tiverem conhecimento de periculosidade de produtos ou serviços à saúde ou segurança dos consumidores, a União, os Estados, o Distrito Federal e os Municípios deverão informá-los a respeito.

Art. 14 – O fornecedor de serviços responde, independentemente da existência de culpa, para reparação dos danos causados aos consumidores por defeitos relativos à prestação dos serviços, bem como por informações insuficientes ou inadequadas sobre sua fruição e riscos.

§ 1º – O serviço é defeituoso quando não fornece a segurança que o consumidor dele pode esperar, levando-se em consideração as circunstâncias relevantes, entre as quais:

I – o modo de seu fornecimento;

II – o resultado e os riscos que razoavelmente dele se esperam;

III – a época em que foi fornecido.

§ 2º – O serviço não é considerado defeituoso pela adoção de novas técnicas.

§ 3º – O fornecedor de serviços só não será responsabilizado quando provar:

I – que, tendo prestado serviço, o defeito inexiste;

II – a culpa exclusiva do consumidor ou de terceiro.

§ 4º – A responsabilidade pessoal dos profissionais liberais será apurada mediante a verificação de culpa.

Este parágrafo é de fundamental importância para a prática médica, como exceção ao caput do artigo 14, tornando subjetiva a responsabilidade dos médicos. Assim, além da ação ou omissão, dano e nexo casual, faz-se necessário a existência de culpa (imperícia, imprudência ou negligência), a ser provada pelo autor da ação. Contudo, o juiz tem a faculdade de inverter o ônus da prova, nas condições previstas no artigo 6º, VIII, deste Código.

CAPÍTULO IV
DA QUALIDADE DE PRODUTOS E SERVIÇOS, DA PREVENÇÃO E DA REPARAÇÃO DOS DANOS

SEÇÃO III
DA RESPONSABILIDADE POR VÍCIO DO PRODUTO E DO SERVIÇO

Art. 18 – Os fornecedores de produtos de consumo duráveis ou não duráveis respondem solidariamente pelos vícios de qualidade ou quantidade, que os tornem impróprios ou inadequados ao consumo a que se destinam ou lhe diminuam o valor, assim como por aqueles decorrentes da disparidade, com as indicações constantes do recipiente, da embalagem, rotulagem ou mensagem publicitária, respeitadas as variações decorrentes de sua naturezas, podendo o consumidor exigir a substituição das partes viciadas.

§ 1º – Não sendo o vício sanado no prazo máximo de 30 (trinta) dias, pode o consumidor exigir alternativamente e à sua escolha:

I – a substituição do produto por outro da mesma espécie, em perfeitas condições de uso;

II – a restituição imediata da quantia paga, monetariamente atualizada, sem prejuízo de eventuais perdas e danos;

III – o abatimento proporcional do preço.

§ 2º – Poderão as partes convencionar a redução ou ampliação do prazo previsto no parágrafo anterior, não podendo ser inferior a 7 (sete) nem superior a 180 (cento e oitenta) dias. Nos contratos de adesão, a cláusula de prazo deverá ser convencionada em separado, por meio de manifestação expressa do consumidor.

§ 3º – O consumidor poderá fazer uso imediato das alternativas do § 1º deste artigo sempre que, em razão da extensão do vício, a substituição das partes viciadas puder comprometer a qualidade ou características do produto, diminuir-lhe o valor ou se tratar de produto essencial.

§ 4º – Tendo o consumidor optado pela alternativa do inciso I do § 1º deste artigo, e não sendo possível a substituição do bem, poderá haver substituição por outro de espécie, marca ou modelo diversos, mediante complementação ou restituição de eventual diferença de preço, sem prejuízo do disposto nos incisos II e III do § 1º deste artigo.

§ 5º – No caso de fornecimento de produtos "in natura", será responsável perante o consumidor o fornecedor imediato, exceto quando identificado claramente seu produtor.

§ 6º – São impróprios ao uso e consumo:

I – os produtos cujos prazos de validade estejam vencidos;

II – os produtos deteriorados, alterados, adulterados, avariados, falsificados, corrompidos, fraudados, nocivos à vida ou à saúde, perigoso ou, ainda, aqueles em desacordo com as normas regulamentares de fabricação, distribuição ou apresentação;

III – os produtos que, por qualquer motivo, se revelem inadequados ao fim a que se destinam.

Art. 19 – Os fornecedores respondem solidariamente pelos vícios de quantidade do produto sempre que, respeitadas as variações decorrentes de sua natureza, seu conteúdo líqüido foi inferior às indicações constantes do recipiente, da embalagem, rotulagem ou de mensagem publicitária, podendo o consumidor exigir, alternativamente e à sua escolha:

I – o abatimento proporcional do preço;

II – complementação do peso ou medida;

III – a substituição do produto por outro da mesma espécie, marca ou modelo, sem os aludidos vícios;

IV – a restituição imediata da quantia paga, monetariamente atualizada, sem prejuízo de eventuais perdas e danos.

§ 1º – Aplica-se a este artigo o disposto no § 4º do artigo anterior.

§ 2º – o fornecedor imediato será responsável quando fizer a pesagem ou a medição e o instrumento utilizado não estiver aferido segundo os padrões oficiais.

Art. 20 – O fornecedor de serviços responde pelos vícios de qualidade que os tornem impróprios ao consumo ou lhes diminuam o valor, assim como por aqueles decorrentes da disparidade com as indicações constantes da oferta ou mensagem publicitária, podendo o consumidor exigir, alternativamente e à sua escolha:

I – a reexecução dos serviços, sem custo adicional e quando cabível;

II – a restituição imediata da quantia paga, monetariamente atualizada, sem prejuízo de eventuais perdas e danos;

III – o abatimento proporcional do preço.

§ 1º – A reexecução dos serviços poderá ser confiada a terceiros devidamente capacitados, por conta e risco do fornecedor.

§ 2º – São impróprios os serviços que se mostrem inadequados para os fins que razoavelmente deles se esperam, bem como aqueles que não atendam às normas regulamentares de prestabilidade.

Art. 22 – Os órgãos públicos, por si ou suas empresas, concessionárias, permissionárias ou sob qualquer outra forma de empreendimento, são obrigados a fornecer serviços adequados, eficientes, seguros e, quanto aos essenciais, contínuos.

Parágrafo único. Nos casos de descumprimento, total ou parcial, das obrigações referidas neste artigo, serão as pessoas jurídicas compelidas a cumpri-las e a reparar os danos causados, nas forma prevista neste Código.

Art. 23 – A ignorância do fornecedor sobre os vícios de qualidade por inadequação dos produtos e serviços não o exime de responsabilidade.

Art. 24 – A garantia legal de adequação do produto ou serviço independe de termo expresso, vedada a exoneração contratual do fornecedor.

Art. 25 – É vedada a estipulação contratual de cláusula que impossibilite, exonere o atenue a obrigação de indenizar prevista nesta e nas Seções anteriores.

§ 1º – Havendo mais de um responsável pela causação do dano, todos responderão solidariamente pela reparação prevista nesta e nas Seções anteriores.

§ 2º – Sendo o dano causado por componente ou peça incorporada ao produto ou serviço, são responsáveis solidários seus fabricantes, construtor ou importador e o que realizou a incorporação.

CAPÍTULO IV
DA QUALIDADE DE PRODUTOS E SERVIÇOS, DA PREVENÇÃO E DA REPARAÇÃO DOS DANOS

SEÇÃO IV
DA DECADÊNCIA E DA PRESCRIÇÃO

Art. 26 – O direito de reclamar pelos vícios aparentes ou de fácil constatação caduca em:

I – 30 (trinta) dias, tratando-se de fornecimento de serviço e de produto não duráveis;

II – 90 (noventa) dias, tratando-se de fornecimento de serviço e de produto duráveis;

§ 1º – Inicia-se a contagem do prazo decadencial a partir da entrega efetiva o produto ou do término da execução dos serviços.

§ 2º – Obstam a decadência:

I – a reclamação comprovadamente formulada pelo consumidor perante o fornecedor de produtos e serviços até a resposta negativa correspondente, que deve ser transmitida de forma inequívoca;

II – a instauração de inquérito civil, até seu encerramento.

§ 3º – Tratando-se de vício oculto, o prazo decadencial inicia-se no momento em que ficar evidenciado o defeito.

Art. 27 – Prescreve em cinco anos a pretensão à reparação pelos danos causados por fato do produto ou do serviço prevista na Seção II deste Capítulo, iniciando-se a contagem do prazo a partir do conhecimento do dano e de sua autoria.

CAPÍTULO IV
DA QUALIDADE DE PRODUTOS E SERVIÇOS, DA PREVENÇÃO E DA REPARAÇÃO DOS DANOS

SEÇÃO V
DA DESCONSIDERAÇÃO DA PERSONALIDADE JURÍDICA

Art. 28 – O juiz poderá desconsiderar a personalidade jurídica da sociedade quando, em detrimento do consumidor, houver abuso de direito, excesso de poder, infração da lei, fato ou ato ilícito ou violação dos estatutos ou contrato social. A desconsideração também ser efetivada quando houver falência, estado de insolvência, encerramento ou inatividade da pessoa jurídica provocados por má administração.

CAPÍTULO V
DAS PRÁTICAS COMERCIAIS

SEÇÃO II
DA OFERTA

Art. 30 – Toda informação ou publicidade, suficientemente precisa, veiculada por qualquer forma ou meio de comunicação com relação a produtos e serviços oferecidos ou apresentados, obriga o fornecedor que a fizer veicular ou dela se utilizar e integra o contato que vier a ser celebrado.

Art. 31 – A oferta e apresentação de produtos ou serviços devem assegurar informações corretas, claras, precisas, ostensivas e em língua portuguesa sobre suas características, qualidades, quantidade, composição, preço, garantia, prazos de validade e origem, entre outros dados, bem como sobre os riscos que apresentam à saúde e segurança dos consumidores.

Art. 34 – O fornecedor do produto ou serviço é solidariamente responsável pelos atos de seus prepostos ou representantes autônomos.

Art. 35 – Se o fornecedor de produtos ou serviços recusar cumprimento à oferta, apresentação ou publicidade, o consumidor poderá, alternativamente e à sua livre escolha.

I – exigir o cumprimento forçado da obrigação, nos termos da oferta, apresentação ou publicidade;

II – aceitar outro produto ou prestação de serviço equivalente;

III – rescindir o contrato, com direito à restituição de quantia eventualmente antecipada, monetariamente atualizada, e a perdas e danos.

CAPÍTULO V
DAS PRÁTICAS COMERCIAIS

SEÇÃO III
DA PUBLICIDADE

Art. 36 – A publicidade deve ser veiculada de tal forma que o consumidor, fácil e imediatamente, a identifique como tal.

Parágrafo único. O fornecedor, na publicidade de seus produtos ou serviços, manterá, em seu poder, uma informação dos legítimos interessados, os dados fáticos, técnicos e científicos que dão sustentação à mensagem.

Art. 37 – É proibida toda publicidade enganosa ou abusiva.

§ 1º – É enganosa qualquer modalidade de informação ou comunicação de caráter publicitário, inteira ou parcialmente falsa, ou, por qualquer outro modo, mesmo por omissão, capaz de induzir em erro o consumidor a respeito da natureza, características, qualidade, quantidade, propriedades, origem, preço e quaisquer outros dados sobre produtos e serviços.

§ 2º – É abusiva, dentre outras, a publicidade discriminatória de qualquer natureza, a que incite à violência, explore o medo ou a superstição, se aproveite da deficiência de julgamento ou experiência da criança, desrespeito valores ambientais, ou que se capaz de induzir o consumidor a se comportar de forma prejudicial ou perigosa à sua saúde ou segurança.

§ 3º – Para os efeitos deste Código, a publicidade é enganosa por omissão quando deixar de informar sobre dado essencial do produto ou serviço.

CAPÍTULO V
DAS PRÁTICAS COMERCIAIS

SEÇÃO IV
DAS PRÁTICAS ABUSIVAS

Art. 39 – É vedado ao fornecedor de produtos ou serviços:

I – condicionar o fornecimento de produto ou de serviço ao fornecimento de outro produto ou serviço, bem como, sem justa causa, a limites quantitativos;

II – recusar atendimento às demandas dos consumidores, na exata medida de suas disponibilidades de estoque, e, ainda, de conformidade com os usos e costumes;

III – enviar ou entregar ao consumidor, sem solicitação prévia, qualquer produto, ou fornecer qualquer serviço;

IV – prevalecer-se da fraqueza ou ignorância do consumidor, tendo em vista sua idade, saúde, conhecimento ou condição social, para impingir-lhe seus produtos ou serviços;

V – exigir do consumidor vantagem manifestamente excessiva;

VI – executar serviços sem a prévia elaboração de orçamento e autorização expressa do consumidor, ressalvadas as decorrentes de práticas anteriores entre as partes;

VII – repassar informação depreciativa, referente a ato praticado pelo consumidor no exercício de seus direitos;

VIII – colocar, no mercado de consumo, qualquer produto ou serviço em desacordo com as normas expedidas pelos órgãos oficiais competentes ou, se normas específicas não existirem, pela Associação Brasileira de Normas Técnicas ou outra entidade credenciada pelo Conselho Nacional de Metrologia, Normalização e Qualidade Industrial – CONMETRO;

IX – recusar a venda de bens ou a prestação de serviços, diretamente a quem se disponha a adquiri-los mediante pronto pagamento, ressalvados os casos de intermediação regulados em leis especiais;

X – elevar sem justa causa o preço de produtos ou serviços;

XI – aplicar índice ou fórmula de reajuste diversos dos legal ou contratualmente estabelecidos;

XII – deixar de estipular prazo para o cumprimento de sua obrigação ou deixar a fixação de seu termo inicial a seu exclusivo critério.

Parágrafo único. Os serviços prestado e os produtos remetidos, ou entregues ao consumidor, na hipótese prevista no inciso, equiparam-se às amostras grátis, inexistindo obrigação de pagamento.

Art. 40 – O fornecedor de serviço será obrigado a entregar ao consumidor orçamento prévio discriminando o valor da mão-de-obra, dos materiais e equipamentos a serem empregados, as condições de pagamento, bem como as datas de início e término dos serviços.

§ 1º – Salvo estipulação em contrário, o valor orçado terá validade pelo prazo de 10 (dez) dias, contado de seu recebimento pelo consumidor.

§ 2º – Uma vez aprovado pelo consumidor, o orçamento obriga os contratantes e somente pode ser alterado mediante livre negociação das partes.

§ 3º – O consumidor não responde por quaisquer ônus ou acréscimos decorrentes de contratação de serviços de terceiros, não previsto no orçamento prévio.

Art. 41 – No caso de fornecimento de produtos ou de serviços sujeitos ao regime de controle ou de tabelamento de preços, os fornecedores deverão respeitar os limites oficiais, sob pena de, não o fazendo, responderem pela restituição da quantia recebida em excesso, monetariamente atualizada, podendo o consumidor exigir, à sua escolha, o desfazimento do negócio, sem prejuízo de outras sanções cabíveis.

CAPÍTULO V
DAS PRÁTICAS COMERCIAIS
SEÇÃO V
DA COBRANÇA DE DÍVIDAS

Art. 42 – Na cobrança de débitos, o consumidor inadimplente não será exposto a ridículo, nem será submetido a qualquer tipo de constrangimento ou ameaça.

Parágrafo único. O consumidor cobrado em quantia indevida, em direito à repetição do indébito, por valor igual ao dobro do que pagou em excesso, acrescido de correção monetária e juros legais, salvo hipótese de engano justificável.

CAPÍTULO VI
DA PROTEÇÃO CONTRATUAL
SEÇÃO I
DISPOSIÇÕES GERAIS

Art. 46 – Os contratos que regulam as relações de consumo não obrigarão os consumidores, se não lhes for dada a oportunidade de tomar conhecimento prévio de seu conteúdo, ou se os respectivos instrumentos forem redigidos de modo a dificultar a compreensão de seu sentido e alcance.

Art. 47 – As cláusulas contratuais serão interpretadas de maneira mais favorável ao consumidor.

Art. 48 – As declarações de vontade constantes de escritos particulares, recibos e pré-contratos relativos às relações de consumo vinculam o fornecedor, ensejando inclusive execução específica, nos termos do artigo 84 e parágrafos.

Art. 49 – O consumidor pode desistir do contrato, no prazo de 7 (sete) dias a contar de sua assinatura ou do ato de recebimento do produto ou serviço, sempre que a contratação de fornecimento de produtos e serviços ocorrer fora do estabelecimento comercial especialmente por telefone ou a domicílio.

Parágrafo único. Se o consumidor exercitar o direito de arrependimento previsto neste artigo, os valores eventualmente pagos, a qualquer título, durante o prazo de reflexão serão devolvidos, de imediato, monetariamente atualizados.

CAPÍTULO VI
DA PROTEÇÃO CONTRATUAL

SEÇÃO II
DAS CLÁUSULAS ABUSIVAS

Art. 51 – São nulas de pleno direito, entre outras, as cláusulas contratuais relativas ao fornecimento de produtos e serviços que:

I – impossibilitem, exonerem ou atenuem a responsabilidade do fornecedor por vícios de qualquer natureza dos produtos e serviços ou impliquem renúncia ou disposição de direitos. Nas relações de consumo entre o fornecedor e o consumidor-pessoa jurídica a indenização poderá ser limitada, em situações justificáveis;

II – subtraiam ao consumidor a opção de reembolso da quantia já paga, nos casos previstos neste Código;

III – transfiram responsabilidades a terceiros;

IV – estabeleçam obrigações consideradas iníquas, abusivas, que coloquem consumidor em desvantagem exagerada, ou sejam incompatíveis com a boa-fé ou a eqüidade;

VI – estabeleçam inversão do ônus da prova em prejuízo do consumidor;

VII – determinem a utilização compulsória de arbitragem;

VIII – imponham representante para concluir ou realizar outro negócio jurídico pelo consumidor;

IX – deixem ao fornecedor a opção de concluir ou não o contrato, embora obrigando o consumidor;

X – permitam ao fornecedor, direta ou indiretamente, variação do preço de maneia unilateral;

XI – autorizem o fornecedor a cancelar o contrato unilateralmente, sem que igual direitos seja conferido ao consumidor;

XII – obriguem o consumidor a ressarcir os custos de cobrança de sua obrigação, sem que igual direito lhe seja conferido contra o fornecedor;

XIII – autorizem o fornecedor a modificar unilateralmente o conteúdo ou a qualidade do contrato, após sua celebração;

XIV – infrinjam ou possibilitem a violação de normas ambientais;

XV – estejam em desacordo com o sistema de proteção ao consumidor;

XVI – possibilitem a renúncia do direito de indenização por benfeitorias necessárias.

§ 1º – Presume-se exagerada, entre outros casos, a vantagem que:

I – ofende os princípios fundamentais do sistema jurídico a que pertence;

II – restringe direitos ou obrigações fundamentais inerentes à natureza do contrato, de tal modo a ameaçar seu objeto ou o equilíbrio contratual;

III – se mostra excessivamente onerosa para o consumidor, considerando-se a natureza e conteúdo do contrato, o interesse das partes e outras circunstâncias peculiares ao caso;

§ 2° – A nulidade de uma cláusula contratual abusiva não invalida o contrato, exceto quando de sua ausência, apesar dos esforços de integração, decorrer ônus excessivo a qualquer das partes.

§ 4° – É facultado a qualquer consumidor ou entidade que o represente requerer ao Ministério Público que ajuíze a competente ação para ser declarada a nulidade de cláusula contratual que contrarie o disposto neste Código ou de qualquer forma não assegure o justo equilíbrio entre direitos e obrigações das partes.

CAPÍTULO VII
DAS SANÇÕES ADMINISTRATIVAS

Art. 56 – As infrações das normas de defesa do consumidor ficam sujeitas, conforme o caso, às seguintes sanções administrativas, sem prejuízo das de natureza civil, penal e das definidas em normas específicas:

I – multa;
II – apreensão do produto;
III – inutilização do produto;
IV – cassação do registro do produto junto ao órgão competente;
V – proibição de fabricação do produto;
VI – suspensão de fornecimento de produtos ou serviços;
VII – suspensão temporária de atividade;
VIII – revogação de concessão ou permissão de uso;
IX – cassação de licença do estabelecimento ou de atividade;
X – interdição, total ou parcial, de estabelecimento, de obra ou de atividade;
XI – intervenção administrativa;
XII – imposição de contrapropaganda.

Parágrafo único. As sanções previstas neste artigo serão aplicadas pela autoridade administrativa, no âmbito de sua atribuição, podendo ser aplicadas cumulativamente, inclusive por medida cautelar antecedente ou incidente de procedimento administrativo.

Art. 57 – A pena de multa, graduada de acordo com a gravidade da infração, a vantagem auferida e a condição econômica do fornecedor, será aplicada mediante procedimento administrativo, revertendo para o Fundo de que trata a Lei n° 7.347, de 24 de julho de 1985, os valores cabíveis à União, ou para os fundos estaduais ou municipais de proteção ao consumidor nos demais casos.

Parágrafo único. A multa será em montante não inferior a duzentas e não superior a três milhões de vezes o valor da Unidade Fiscal de Referência (UFIR), ou índice equivalente que venha a substituí-lo.

Art. 58 – As penas de apreensão, de inutilização de produtos, de proibição de fabricação de produtos, de suspensão de fornecimento de produto ou serviço, de cassação do registro do produto e revogação da concessão ou permissão de uso serão aplicadas pela administração, mediante procedimento administrativo, assegurada ampla defesa, quando forem constatados vícios de quantidade ou de qualidade por inadequação ou insegurança do produto ou serviço.

Art. 59 – As penas de cassação de alvará de licença, de interdição e de suspensão temporária da atividade, bem como a de intervenção administrativa serão aplicadas mediante procedimento administrativo, assegurada ampla defesa, quando o fornecedor reincidir na prática das infrações de maior gravidade previstas neste Código e na legislação de consumo.

TÍTULO II
DAS INFRAÇÕES PENAIS

Art. 61 – Constituem crimes contra as relações de consumo previstas neste Código, sem prejuízo do disposto no Código Penal e leis especiais, as condutas tipificadas nos artigos seguintes.

Art. 65 – Executar serviço de alto grau de periculosidade, contrariando determinação de autoridade competente:
Pena – Detenção de seis meses a dois anos e multa.
Parágrafo único – As penas deste artigo são aplicáveis sem prejuízo das correspondentes à lesão corporal e à morte.

Art. 66 – Fazer afirmação falsa ou enganosa, ou omitir informação relevante sobre a natureza, característica, qualidade, quantidade, segurança, desempenho, durabilidade, preço ou garantia de produto ou serviços:
Pena – Detenção de três meses a um ano e multa.
§ 1º – Incorrerá nas mesmas penas quem patrocinar a oferta.
§ 2º – Se o crime é culposo.
Pena – Detenção de um a seis meses ou multa.

Art. 67 – Fazer ou promover publicidade que sabe ou deveria saber se enganosa ou abusiva:
Pena – Detenção de três meses a um ano e multa.

Art. 68 – Fazer ou promover publicidade que sabe ou deveria saber ser capaz de induzir o consumidor a se comportar de forma prejudicial ou perigosa a sua saúde ou segurança:
Pena – Detenção de seis meses a dois anos e multa.

Art. 69 – Deixar de organizar dados fáticos, técnicos e científicos que dão base à publicidade:
Pena – Detenção de um a seis meses ou multa.

Art. 71 – Utilizar, na cobrança de dívidas, de ameaça, coação, constrangimento físico ou moral, afirmações falsas, incorretas ou enganosas ou de qualquer outro procedimento que exponha o consumidor, injustificadamente, a ridículo ou interfira com seu trabalho descanso ou lazer:
Pena – Detenção de três meses a um ano e multa.

Art. 72 – Impedir ou dificultar o acesso do consumidor às informações que sobre ele constem em cadastros, banco de dados, fichas e registros:
Pena – Detenção de seis meses a um ano ou multa.

Art. 73 – Deixar de corrigir imediatamente informação sobre consumidor constante de cadastro, banco de dados, fichas e registros que sabe ou deveria saber ser inexata:
Pena – Detenção de um a seis meses ou multa.

Art. 75 – Quem, de qualquer forma, concorrer para os crimes referidos neste Código incide nas penas a esses cominadas na medida de sua culpabilidade, bem como o diretor, administrador ou gerente da pessoa jurídica que promover, permitir ou por qualquer modo aprovar o fornecimento, oferta, exposição à venda ou manutenção em depósito de produtos ou a oferta e prestação de serviços nas condições por ele proibidas.

Art. 76 – São circunstâncias agravantes dos crimes tipificados neste Código:
I – serem cometidos em época de grave crise econômica ou por ocasião de calamidade:
II – ocasionarem grave dano individual ou coletivo.
III – dissimular-se a natureza ilícita do procedimento;
IV – quando cometidos:
a) por servidor público, ou por pessoa cuja condição econômico-social seja manifestamente superior à da vítima;
b) em detrimento de operário ou rurícola, de menor de 18 (dezoito) ou maior de 60 (sessenta) anos ou de pessoas portadores de deficiência mental, interditadas ou não;
V – serem praticadas em operações e que envolvam alimentos, medicamentos ou quaisquer outros produtos ou serviços essenciais.

Art. 77 – A pena pecuniária prevista nesta Seção será fixada em dias-multa, correspondente ao mínimo e ao máximo de dias de duração da pena privativa da liberdade cominada ao crime. Na individualização desta multa, o juiz observará o disposto no artigo 60, § 1º do Código Penal.

Art. 78 – Além das penas privativas de liberdade e de multa, podem ser impostas, cumulativa ou alternadamente, observado o disposto nos artigos 44 a 47 do Código Penal:

I – a interdição temporária de direitos;

II – a publicação em órgãos de comunicação de grande circulação ou audiência, às expensas do condenado, de notícia sobe os fatos e a condenação;

III – a prestação de serviços à comunidade.

TÍTULO III
DA DEFESA DO CONSUMIDOR EM JUÍZO

CAPÍTULO III
DAS AÇÕES DE RESPONSABILIDADE DO FORNECEDOR DE PRODUTOS E SERVIÇOS

Art. 101 – Na ação de responsabilidade civil do fornecedor de produtos e serviços, sem prejuízo do disposto nos Capítulos I e II deste Título, serão observadas as seguintes normas:

I – a ação pode ser proposta no domicílio do autor;

II – o réu que houver contratado seguro de responsabilidade, poderá chamar ao processo o segurador, vedada a integração do contraditório pelo Instituto de Resseguros do Brasil. Nesta hipótese, a sentença que julgar procedente o pedido, condenará o réu nos termos do artigo 80 do Código de Processo Civil. Se o réu houver sido declarado falido, o síndico será intimado a informar a existência de seguro de responsabilidade, facultando-se, em caso afirmativo, o ajuizamento de ação de indenização diretamente contra o segurador, vedada a denunciação da lide ao Instituto de Resseguros do Brasil e dispensado o litisconsórcio obrigatório com este.

12

Eutanásia

A legislação brasileira não admite a eutanásia ativa, como ato de apressar a morte de paciente incurável com seu consentimento, por meio não doloroso.

O Código de Ética Médica, em seu artigo 66, expressa:

> É vedado ao Médico:
> Utilizar, em qualquer caso, meios destinados a abreviar a vida do paciente, ainda que a pedido deste ou de seu responsável legal.

Na eutanásia ativa são praticados atos visando abreviar a vida do paciente tido como incurável ou terminal, visando morte suave, a pedido do paciente ou de seus familiares, o que não é permitido pela legislação vigente, podendo caracterizar homicídio.

A eutanásia passiva tem sido alvo de discussão, pois seria a interrupção de tratamento inútil, sem caracterizar omissão, a pedido da família. A família não teria obrigação de custear tratamento, mobilizando recursos humanos e aparelhos, sem qualquer expectativa de curar e acarretando aumento do sofrimento.

O artigo 72 do Código de Ética Médica, admite a suspensão dos meios artificiais de prolongamento da vida.

Art. 72 – É vedado ao médico:
Participar do processo de diagnóstico de morte ou de decisão de suspensão dos meios artificiais de prolongamento da vida de possível doador, quando pertencente à equipe de transplante.

A ortotanásia consiste na utilização de drogas paliativas, acompanhamento médico, amparo espiritual, visando proporcionar "morte correta" e tranquilidade ao paciente em fase final, irrecuperável.

A distanásia significa morte com maior sofrimento, pelo emprego de meios desproporcionais para manter vivo o paciente, sem qualquer possibilidade de recuperação.

A cacotanásia (morte má) consiste em ação ou omissão, levando à morte mais rápida, sem o consentimento do paciente ou de sua família.

A eutanásia passiva, a ortotanásia, bem como a interrupção de gravidez em patologias incompatíveis com a vida (anencefalia, por exemplo), merecem estudo aprofundado e regulamentação legal.

13

Natureza da Responsabilidade Civil do Médico

O médico é responsável por seus atos médicos e pelos procedimentos realizados por seus auxiliares sob sua supervisão direta.

A responsabilidade civil pode determinar que uma pessoa tenha que reparar o dano causado a outrem por sua ação, omissão ou fato, ou por pessoa ou coisa que dela dependam.

Para que haja obrigação de indenizar, é necessário a comprovação do dano, a culpa ou o risco, segundo o caso e existência de nexo de causalidade.

A responsabilidade objetiva independe de culpa do agente que causou o dano, bastando o fato de ter criado o risco. Por esta concepção, é suficiente a comprovação do dano, o nexo causal e sua autoria, para se pleitear o ressarcimento. Entretanto, em geral, não é este tipo de responsabilidade que rege a prática médica e sim a responsabilidade subjetiva, que depende de culpa (imprudência, imperícia, negligência).

O dano sofrido pelo paciente pode ser material (patrimonial) e/ou moral.

O médico estabelece com seu paciente, formal ou informalmente, contrato de prestação de serviços.

A regra geral, nessa relação é a de responsabilidade contratual, sendo exceção a responsabilidade extracontratual. Em ambas, provando-se culpa, nexo causal e evento danoso, este poderá ser reparado por indenização.

A necessidade de verificação de culpa também é reiterada pelo Código de Defesa do Consumidor em seu artigo 14º, §4º (ver Capítulo 11).

O Código Civil, quando trata das conseqüências da inexecução das obrigações, estabelece em seu artigo 389:

> Não cumprida a obrigação, responde o devedor por perdas e danos, mais juros e atualização monetária, segundo índices oficiais regularmente estabelecidos, e honorários de advogado.

O Código Civil no artigo 186, possibilita a reparação de dano por aquele que, por ação ou omissão voluntária, negligência, ou imprudência, violar o direito ou causar prejuízo a outrem.

> **Art. 186** – Aquele que, por ação ou omissão voluntária, negligência ou imprudência, violar direito e causar dano a outrem, ainda que exclusivamente moral, comete ato ilícito.

A Constituição Federal institui o dano moral em:

> **Artigo 5º, inciso V** – são invioláveis a intimidade, a vida privada, a honra e a imagem das pessoas assegurado o direito à indenização pelo dano material ou moral decorrente da sua violação.
>
> **Código Civil**
> **Art. 391** – Pelo inadimplemento das obrigações respondem todos os bens do devedor.
>
> **Código Civil**
> **Art. 50** – Em caso de abuso da personalidade jurídica, caracterizado pelo desvio de finalidades, ou pela confusão patrimonial, pode o juiz decidir, a requerimento da parte, ou do Ministério Público quando lhe couber intervir no processo, que os efeitos de certas e determinadas relações de obrigações sejam estendidos aos bens particulares dos administrados ou sócios da pessoa jurídica.

Assim, se o médico constituiu empresa, seus bens pessoais, além dos da empresa poderão arcar com a indenização, se houver motivo para aplicação deste artigo 50.

> **Código Civil**
> **Art. 942** – Os bens do responsável pela ofensa ou violação do direito de outrem ficam sujeitos à reparação do dano causado: e, se a ofensa tiver mais de um autor, todos responderão solidariamente pela reparação.
> **Parágrafo único.** São solidariamente responsáveis com os autores os co-autores e as pessoas designadas no artigo 932.

> **Art. 944** – A indenização mede-se pela extensão do dano.
> **Parágrafo único.** Se houver excessiva desproporção entre a gravidade da culpa e o dano, poderá o juiz reduzir, equitativamente, a indenização.
> **Art. 945** – Se a vítima tiver concorrido culposamente para o evento danoso, a sua indenização será fixada tendo-se em conta a gravidade de sua culpa em confronto com a do autor do dano.

Assim, os artigos 944 e 945 mostram que há fatores que influem sobre o valor da indenização, podendo esta ser diminuída, a critério do juiz.

> **Código Civil**
> **Art. 393** – O devedor não responde pelo prejuízos resultantes de caso fortuito ou força maior, se expressamente não se houver por eles responsabilizado.
> **Parágrafo único.** O caso fortuito ou de força maior verifica-se no fato necessário, cujos efeitos não era possível evitar ou impedir.

> **Código Civil**
> **Art. 931** – Ressalvados outros casos previstos em lei especial, os empresários individuais e as empresas respondem independentemente de culpa pelos danos causados pelos produtos postos em circulação.

Se um instrumento ou aparelho utilizado por um médico causar dano a um paciente em virtude de defeito de fabricação, a responsabilidade é do fabricante ou do fornecedor.

> **Artigo 12** do Código de Defesa do Consumidor reza em seu caput: "O fabricante, o produtor, o construtor, nacional ou estrangeiro, e o importador respondem, independentemente da existência de culpa, pela reparação dos danos causados aos consumidores por defeitos decorrentes de projeto, fabricação, construção, montagem, fórmulas, manipulação, apresentação ou acondicionamento de seus produtos, bem como por informações insuficientes ou inadequadas sobre sua utilização e riscos.

Se um médico vende algum produto nas condições acima para uso ou tratamento de paciente visando lucro, se tal produto causar dano, a responsabilidade do médico será objetiva nos termos do artigo 12 acima citado.

Por outro lado, a Medicina não pode ser exercida como comércio, conforme o artigo 9º do Código de Ética Médica:

> A Medicina não pode, em qualquer circunstância ou de qualquer forma, ser exercida como comércio,

caracterizando, neste caso, transgressão ética.

Para que o médico não seja responsabilizado é necessário que o dano tenha sido causado por defeito de fabricação, podendo neste caso, ser responsabilizado o fabricante ou o importador.

> **Código Civil**
>
> **Art. 943** – O direito de exigir reparação e a obrigação de prestá-la transmitem-se com a herança.
>
> **Art. 949** – No caso de lesão ou outra ofensa à saúde, o ofensor indenizará o ofendido das despesas do tratamento e dos lucros cessantes até o fim da convalescença, além de algum outro prejuízo que o ofendido prove haver sofrido.
>
> **Art. 950** – Se da ofensa resultar defeito pelo qual o ofendido não possa exercer o seu ofício ou profissão, ou se lhe diminua a capacidade de trabalho, a indenização, além das despesas do tratamento e lucros cessantes até o fim da convalescença, incluirá pensão correspondente à importância do trabalho para que se inabilitou, ou da depreciação que ele sofreu.
>
> **Art. 951** – O disposto nos artigos 948, 949 e 950 aplica-se ainda no caso de indenização devida por aquele que, no exercício de atividade profissional, por negligência, imprudência ou imperícia, causar a morte do paciente, agravar-lhe o mal, causar-lhe lesão, ou inabilitá-lo para o trabalho.

Também pode ser considerado culpa se o paciente perdeu sua oportunidade de se curar e teve seu estado agravado por não ter sido encaminhado pelo médico a um especialista, se o quadro clínico assim o exigisse.

O médico pode se isentar de culpa se ficar comprovado, exclusivamente, caso fortuito, força maior, culpa exclusiva do paciente ou de terceiros.

O caso fortuito é um fato imprevisível inerente ao paciente; a força maior consiste na impossibilidade de se evitar a ocorrência, piorando a evolução clínica e causando dano.

O médico responde civilmente por atos médicos realizados por outros médicos a ele subordinados (prepostos), em função do princípio "in vigilando" e "in eligendo" (Art. 932, III do Código Civil, ver Capítulo VII).

O artigo 933 torna tal responsabilidade objetiva:

> As pessoas indicadas nos incisos I a V do Art. antecedente, ainda que não haja culpa de sua parte, responderão pelos atos praticados pelos terceiros ali referidos.

14

Tipos de Contrato Médico

No passado, ainda recente, o médico era considerado sacerdote, conselheiro e amigo da família e suas decisões e resultados eram respeitados. Hoje, entretanto, é mero prestador de serviços, com contrato formal ou informal, estando sujeito ao Código de Defesa do Consumidor.

O contrato, mesmo informal, a título oneroso ou gratuito, é caracterizado por determinados atos, tais como consulta médica, prescrição de medicamentos, solicitação de exames, etc.

Em geral, no atendimento médico e na prestação de serviços, o contrato é considerado de meio, isto é, seu objeto é a realização de certa atividade, sem a obrigação de atingir o fim desejado.

O chamado erro profissional do médico seria a constatação de quebra do contrato, causado por culpa do médico, gerando, para este, a obrigação de indenizar.

O médico deve envidar todos seus esforços e conhecimentos para curar ou aliviar o paciente, mas não tem a obrigação de atingir tal meta, podendo fracassar, sem que isso lhe ocasione qualquer problema, desde que tenha atuado corretamente e com diligência.

Em algumas relações médico-paciente, como exceção, admite-se que o contrato seria de resultado, isto é, que determinado fim deva ser alcançado. Neste caso, se o objetivo não for atingido, o médico poderá ser responsabilizado.

Dentre as obrigações em que se discute resultado, poder-se-iam citar:

Cirurgia estética – Embora possa ser considerada obrigação de resultado, dependendo das circunstâncias e do que foi acordado, há controvérsias na doutrina e na jurisprudência. A cirurgia plástica reparadora, entretanto, é considerada obrigação de meio. A resolução nº 1711 de 10 de dezembro de 2003, do Conselho Federal de Medicina refere-se à cirurgia plástica.

Vacinas – No caso de vacinas, embora determinado resultado deva ser obtido, é possível falha, pois a eficácia nem sempre é 100% e poderá haver fatores do paciente que impedem o êxito da proteção, podendo ser considerada obrigação de meio.

Outros exemplos de possível obrigação de resultado seriam:

Transfusão de sangue, exames laboratoriais e histopatológicos, exames de diagnóstico por imagem (radiografias, ultrassonografia, tomografia computadorizada, ressonância magnética, mamografia, etc.), execução de ato médico em hora determinada e utilização com segurança de instrumentos médicos.

Se a obrigação for caracterizada como de resultado, há inversão do ônus da prova, pois presume-se culpa do médico, se não cumprir aquilo pelo qual se obrigou, total ou parcialmente. Caberá ao médico, nestes casos, provar que não é o responsável por não ter conseguido o resultado esperado.

Há casos de atendimento de urgência ou emergência com o paciente inconsciente, ou impossibilitado de se manifestar, em que a relação médico-paciente é extracontratual.

15

Culpa e Dolo do Médico

Na culpa, não há o desejo de lesar, de causar algum malefício ao paciente, ao contrário do dolo, em que há o intuito criminoso de prejudicar o paciente. A imensa maioria dos casos dos chamados "erros médicos", quando comprovados, são de culpa.

Os tipos de culpa são os seguintes:

Imperícia – Neste caso, ocorre falta ou deficiência de conhecimentos técnicos; seria o caso de algum médico que não estivesse apto para determinado procedimento, resolvesse executá-lo.

Imprudência – Corresponde a uma atitude ativa, injustificável, sem cautela, precipitada, utilização de técnica nova e arriscada, sem comprovada eficiência.

Negligência – Indica atitude passiva, omissiva, sem as precauções necessárias, esquecimentos, exame superficial do paciente e falta de solicitação de exames subsidiários necessários.

O artigo 18 do Código Penal define a questão:

"Diz-se o crime:
I – Doloso, quando o agente quis o resultado ou assumiu o risco de produzi-lo;

II – Culposo, quando o agente deu causa ao resultado por imprudência, negligência ou imperícia".

Exemplos de culpa:

Perfurar alça intestinal ou outro órgão, ou vasos de grosso calibre em procedimentos laparoscópicos ou de lipoaspiração (imperícia).

Tentar técnica cirúrgica sabidamente ou potencialmente arriscada, havendo técnica clássica com bons resultados (imprudência).

Esquecer instrumento cirúrgico, gaze ou compressa no interior do paciente durante ato cirúrgico (negligência).

Há atitudes em que se mesclam a imperícia, imprudência e negligência.

O ônus da prova cabe a quem alegar em juízo a culpa do médico.

Na culpa, em geral, observa-se nitidamente, desvio de conduta em serviço que deveria ser prestado com zelo, dedicação e prudência. Nas comprovações de culpa, quase sempre é necessária a prova pericial. Não sendo constatada a conduta culposa do médico, aquilo considerado indesejável poderá ser admitido como infortúnio.

Nos contratos de resultado, a prova da culpa pode ser dispensada, pois neste contrato de exceção, basta a ocorrência do dano e comprovação do nexo causal.

O artigo 64 do Código de Processo Penal, em seu parágrafo único, estabelece: intentada a ação penal, o juiz da ação civil poderá suspender a causa desta, até o julgamento definitivo daquela.

Apesar da independência entre as responsabilidades civil e penal, esta norma fornece ao juiz mais elementos para decidir quanto à indenização civil, pois será definida a autoria e materialidade do fato.

O artigo 110 do Código de Processo Civil reforça tal posição:

> Se o conhecimento da lide depender necessariamente da verificação da existência de fato delituoso, pode o juiz mandar sobrestar no andamento do processo até que se pronuncie a justiça criminal.

Os artigos 65, 66, 67 e 386 do Código de Processo Penal também devem ser considerados ao se analisar a questão.

Código de Processo Penal:
Art. 65 – Faz coisa julgada no cível a sentença penal que reconhecer ter sido o ato praticado em estado de necessidade, em legítima defesa, em estrito cumprimento de dever legal ou no exercício regular de direito.

> **Art. 66** – Não obstante a sentença absolutória no juízo criminal, a ação civil poderá ser proposta quando não tiver sido categoricamente, reconhecida a inexistência material do fato.
>
> **Art. 67** – Não impedirão igualmente a propositura da ação civil:
> I – o despacho de arquivamento do inquérito ou das peças de informação:
> II – a decisão que julgar extinta a punibilidade:
> III – a sentença absolutória que decidir que o fato imputado não constitui crime.
>
> **Art. 386** – O juiz absolverá o réu, mencionando a causa na parte dispositiva, desde que reconheça:
> I – estar provada a inexistência do fato;
> II – não haver prova da existência do fato;
> III – não constituir o fato infração penal;
> IV – não existir prova de ter o réu concorrido para a infração penal;
> V – existir circunstância que exclua o crime ou isente o réu de pena (artigos 17, 18, 19, 22 e 24, §1º do Código Penal)
> VI – não existir prova suficiente para a condenação.

O artigo 386 acima elenca as possibilidades de absolvição do réu. Se ficar provada a inexistência do fato (inciso I), não poderá ser pleiteada pretensão indenizatória civil, pois afasta definitivamente a possibilidade de que o fato tenha ocorrido. O artigo 386, III não produz efeitos em âmbito cível, pois as responsabilidades são independentes; os incisos IV, V e VI do artigo 386 não influem em eventual lide civil.

Princípio da previsibilidade: É fundamental para que se possa julgar a culpa. Assim, se havia possibilidade de previsão de resultado desfavorável e este não foi evitado, há indícios de culpa.

Se não era possível prever-se resultado insatisfatório, este poderia ter ocorrido em função de excludentes de culpabilidade, tais como o caso fortuito e motivos de força maior, previstos no artigo 393 do Código Civil.

> **Art. 393** – O devedor não responde pelos prejuízos resultantes de caso fortuito ou força maior, se expressamente não se houver por eles responsabilizado.
>
> **Parágrafo único.** O caso fortuito ou de força maior verifica-se no fato necessário, cujos efeitos não era possível evitar ou impedir

O devedor não responde pelo prejuízos resultantes de caso fortuito, ou força maior, se expressamente não houver por eles se responsabilizado, exceto nos casos dos artigos 955, 956 e 957 do Código Civil.

Art. 955 – Procede-se à declaração de insolvência toda vez que as dívidas excedam à importância dos bens do devedor.

Art. 956 – A discussão entre os credores pode versar que sobre a preferência entre eles disputada, quer sobre a nulidade, simulação, fraude, ou falsidade das dívidas e contratos.

Art. 957 – Não havendo título legal à preferência, terão os credores igual direito sobre os bens do devedor comum.

O caso fortuito independe da vontade, além de ser inevitável e imprevisível e o motivo de força maior é aquele necessário, mesmo que cause dano. Entretanto, o dano poderia ser mais grave se a ação, por motivo de força maior, não tivesse se realizado.

16

Danos Indenizáveis e Ação Indenizatória

O paciente pode sofrer dano físico (dano corporal), por exemplo, deformidade não prevista após cirurgia, perda inesperada de função de algum órgão, etc.

Além do dano corporal, podem ocorrer danos materiais, tais como perdas patrimoniais, gastos médico-hospitalares, custo dos medicamentos, despesas de fisioterapia, despesas com dependentes, lucros cessantes, etc. Cabe ao credor o ônus da prova de tais valores.

Os danos morais consistem em dor mental, mal estar psíquico, frustração, conviver com lesão estética, etc.

A lesão estética pode ser em qualquer local do corpo e de qualquer dimensão prejudicando a aparência física. O dano estético pode prejudicar a vida social e profissional da vítima, ocasionando além do dano moral, prejuízos patrimoniais passíveis de indenização.

É comum, em casos de erro médico, a existência simultânea de mais de um tipo de dano, sendo cumuláveis as indenizações, desde que comprovado o nexo causal entre o ato médico e o resultado lesivo e, como regra geral, na presença de culpa.

Os danos materiais e morais podem afetar não só o paciente, mas também sua família (dano por ricochete).

O valor da indenização por dano moral não deve ser exagerado, mudando o padrão de vida substancialmente da família da vítima ou causando ruína econômica do agente ofensor. Sua função é a de minimizar o efeito psicológico do ofendido e a de punir o agente causador.

Os danos de caráter patrimonial devem ser ressarcidos no montante de tudo o que a vítima perder e gastou e do que deixou e deixará de ganhar em função dos fatos imputáveis ao agente causador.

A indenização poderá ser paga de uma só vez ou em prestações periódicas, de acordo com a decisão judicial.

A legitimidade ativa para propor ação pertence à vítima ou ao seu representante legal ou seu curador ou, no caso de falecimento, descendentes, ascendentes, cônjuge, companheiro(a) na união estável, etc.

Se o paciente teve oportunidade e decidiu não ajuizar ação por danos morais, seus parentes não poderão fazê-lo, se ocorrer seu falecimento.

A legitimidade passiva nas ações que apurarem erro médico pertence aos que causaram o dano ou a aqueles obrigados por lei a recompor os prejuízos, isto é, ao próprio médico se causou a lesão, ao hospital, se contribuiu para o fato, e ao pessoal de apoio que tenha participado para levar às conseqüências danosas.

A indenização por dano moral está prevista na Constituição Federal em seu artigo 5º, incisos V e X:

> **Art. 5º** – Todos são iguais perante a lei, sem distinção de qualquer natureza, garantindo-se aos brasileiros e aos estrangeiros residentes no país a inviolabilidade do direito à vida, à liberdade, à igualdade, à segurança e à propriedade, nos termos seguintes:
> V – É assegurado o direito de resposta, proporcional ao agravo, além da indenização por dano material, moral ou à imagem.
> X – São invioláveis a intimidade, a vida privada, a honra e a imagem das pessoas, assegurando o direito a indenização pelo dano material ou moral decorrente de sua violação.

O valor da indenização por dano moral é estipulado pelo juiz, levando em consideração a gravidade e natureza do dano e a situação econômica das partes, de acordo com os artigos 186 e 189 do Código Civil e artigo 3º do Código de Processo Civil.

Código Civil
Art. 186 – Aquele que, por ação ou omissão voluntária, negligência ou imprudência, violar direito e causar dano a outrem, ainda que exclusivamente moral, comete ato ilícito.

Art. 189 – Violado o direito, nasce para o titular a pretensão, a qual se extingue, pela prescrição, nos prazos a que aludem os artigos 205 e 206.

Código de Processo Civil
Artigo 3º – Para propor ou contestar ação é necessário ter interesse e legitimidade.

O **Artigo 949** do Código Civil estabelece:

No caso de lesão ou outra ofensa à saúde, o ofensor indenizará o ofendido das despesas do tratamento e dos lucros cessantes até o fim do tratamento e dos lucros cessantes até o fim da convalescença, além de algum outro prejuízo que o ofendido prove haver sofrido.

O dano estético, em sua reparação, pode ter componente patrimonial (prejuízos presentes e futuros) e moral (sofrimento psicológico, humilhação, etc.) sendo abrangido pelo artigo 949 acima e, às vezes, pelo artigo 950.

Art. 950 – Se da ofensa resultar defeito pelo qual o ofendido não possa exercer o seu ofício ou profissão, ou se lhe diminua a capacidade de trabalho, a indenização, além das despesas do tratamento e lucros cessantes até o fim da convalescença, incluirá pensão correspondente à importância do trabalho para que se inabilitou, ou da depreciação que ele sofreu.
Parágrafo único. O prejudicado, se preferir, poderá exigir que a indenização seja arbitrada e paga de uma só vez.

Alguns exemplos de danos morais que podem gerar reparação são:

Recusa em internar conveniado para cirurgia necessária ou tratamento, alegando falta de vaga, sendo o usuário obrigado a buscar instituição não conveniada; casos de culpa do laboratório (resultado errado de exames) e do médico, por fornecer diagnóstico equivocado de doença grave inexistente, deficiência nos serviços prestados, com ocorrência de dano.

Havendo ação indenizatória, ao autor cabe provar:
Prejuízo sofrido e nexo causal

Para evitar a condenação, o devedor (réu), pode invocar fato modificativo ou extintivo do direito do autor da ação (caso fortuito ou ato do próprio paciente), cabendo o ônus da prova ao réu, nos casos de responsabilidade objetiva (entidades públicas, por exemplo).

O médico, como pessoa física, tem responsabilidade subjetiva, sendo necessária, além da ação ou omissão, dano e nexo causal, a existência de culpa nas obrigações de meio.

Pode haver solidariedade passiva na indenização (hospital e médico empregado), co-participação na produção do dano ou preposição, podendo a vítima pleitear indenização contra um ou contra todos. Também podem responder solidariamente os planos de saúde ou cooperativas médicas, quando credenciam médicos e hospitais.

Tendo transitado em julgado a condenação do médico no tocante à indenização, seus honorários de consultas, salários, imóvel de morada pessoal, instrumentos de trabalho, são impenhoráveis, de acordo com o artigo 949 (IV, VI) do Código de Processo Civil e Lei n° 8.009/90. O prazo prescricional é de 5 (cinco) anos (Súmula n° 150 do Supremo Tribunal Federal), a partir do trânsito em julgado da sentença, devendo ser argüida pelo acionado (artigos 193 e 194 do Código Civil).

17

Responsabilidade dos Hospitais Privados e Públicos e de Entidades Privadas de Assistência à Saúde

O hospital privado é responsável pelos atos de seus administradores e outros empregados, pelos atos dos médicos que sejam seus empregados, pelos atos de integrante do corpo clínico que atende a paciente que tenha procurado o hospital (solidariamente) e por danos produzidos por instrumentos usados em seus serviços.

O hospital e o paciente mantêm relação contratual, expressa ou tácita, onerosa ou gratuita.

O artigo 932 do Código Civil, dentro das Obrigações por atos ilícitos, estabelece:

> São também responsáveis pela reparação civil: III – O empregador ou comitente, por seus empregados, serviçais e prepostos, no exercício do trabalho que lhes competir, ou em razão dele.

Desta forma, o hospital responde solidariamente com o médico, desde que este mantenha vínculo empregatício com o hospital, por ato realizado durante seu trabalho como empregado.

Em relação a médico que, mesmo integrando o corpo clínico do hospital, sem ser empregado, sua responsabilidade é exclusiva se for procurado diretamente pelo paciente e encaminhado ao hospital para tratamento. O hospital só responderá solidariamente se o paciente tiver procurado inicialmente o hospital, tendo sido atendido por médico do corpo clínico, mesmo não empregado.

Um médico que não faça parte do corpo clínico tem o direito de internar seu paciente em qualquer hospital privado, de acordo com o artigo 25 do

> **Código de Ética Médica:**
>
> É direito do médico:
> Internar e assistir seus pacientes em hospitais privados com ou sem caráter filantrópico, ainda que não faça parte do seu corpo clínico, respeitadas as normas técnicas da instituição.

Esta norma garante a liberdade de o médico internar seus pacientes a seu arbítrio, em qualquer hospital privado, evitando-se a formação de grupos fechados.

Neste caso, o médico assume integralmente a responsabilidade por seus atos, exceto por danos causados exclusivamente pelo hospital.

Havendo ação de indenização apenas contra um médico, na hipótese de o hospital ser solidário, ou inversamente, cabe ao réu exercer seu direito de chamamento ao processo do hospital, para dividir as responsabilidades, de acordo com o artigo 77, III do Código de Processo Civil:

> É admissível o chamamento ao processo: de todos os devedores solidários, quando o credor exigir de um ou de alguns deles, parcial ou totalmente, a dívida comum.

As entidades privadas prestadoras de assistência à saúde respondem solidariamente por danos causados pelos seus médicos credenciados, segundo alguns julgados. Ao contrário, determinados seguros-saúde que oferecem ao paciente a livre escolha de médicos e hospitais, apenas reembolsando as despesas, não seriam responsabilizados pelos atos dos profissionais escolhidos livremente pelo segurado.

O hospital tem direito de regresso sobre o médico, se este tiver sido culpado, tendo a ação recaído exclusivamente sobre o hospital.

Os hospitais particulares e públicos respondem também por atos relacionados à administração hospitalar e hotelaria e por atos de outros profissionais do hospital que não necessitem estar sob supervisão direta do médico.

O hospital pode ter culpa isolada ou concorrente. Assim, pode ser responsabilizado juntamente com um médico ou equipe médica, com seus serviços secundários, com equipe de anestesistas, etc., havendo a possibilidade de ação regressiva do hospital contra seu agente ou equipe.

O médico e/ou hospital podem excluir sua responsabilidade por ato do paciente, em casos de não-observância das prescrições do médico após a alta hospitalar, saída por vontade própria do hospital, ou não-participação ao médico ou hospital de fatos relevantes após a intervenção ou tratamento.

A responsabilidade também pode ser elidida por fato de terceiro, imprevisível, caso fortuito ou força maior invencível, ou cumprimento de ordem legal.

Se a lesão do paciente foi causada por culpa exclusiva do médico, o hospital só será responsabilizado solidariamente se o médico for empregado ou preposto do hospital.

Se ocorrer culpa de ambos, mesmo sem relação jurídica entre eles, haverá solidariedade passiva entre médico e hospital para reparação. O médico responde por sua culpa e o hospital por negligência em seu funcionamento adequado, ou pela presença em seu quadro clínico, de médico imperito, imprudente ou negligente.

O médico não se isenta de sua responsabilidade mesmo que tenha denunciado anteriormente eventuais deficiências do hospital ou se atribuir o dano ao cumprimento de ordens de seus superiores ou dos administradores do hospital.

A responsabilidade do Hospital Público e do Privado é prevista no artigo 37 § 6° da Constituição Federal, no regulamento da Administração Pública:

> As pessoas jurídicas de direito público e as de direito privado prestadoras de serviços públicos responderão pelos danos que seus agentes, nessa qualidade, causarem a terceiros, assegurando o direito de regresso contra o responsável nos casos de dolo ou culpa.

Este artigo da Constituição traz o conceito de responsabilidade objetiva, isto é, havendo prova de dano e o nexo de casualidade, caberia a indenização, independentemente de culpa, embora assegure o direito de regresso do hospital contra o responsável, para obter ressarcimento.

Na responsabilidade objetiva, pode haver inversão do ônus da prova, de acordo com o artigo 6°, inciso VIII do Código de Defesa do Consumidor:

São direitos do consumidor:
VIII – a facilitação de defesa de seus direitos, inclusive com a inversão do ônus da prova a seu favor, no processo civil, quando, a critério do juiz, for verossímil a alegação ou quando ele for hipossuficiente, segundo as regras ordinárias da experiência.

Caberia, pois, neste caso, ao hospital provar que não é o responsável pelo dano causado ao paciente.

Se o dano foi causado pela atuação de um médico, deverá ser determinado se houve culpa ou não (artigo 14 §4º do Código de Defesa do Consumidor).

Código de defesa do consumidor:
Art. 14 – O fornecedor de serviços responde, independentemente da existência de culpa, pela reparação dos danos causados aos consumidores por defeitos relativos à prestação de serviços, bem como por informações insuficientes ou inadequadas sobre sua fruição e riscos.
§4º – A responsabilidade pessoal dos profissionais liberais será apurada mediante a verificação de culpa.

Se o dano foi causado por defeito no serviço hospitalar e não pelo médico em si, a responsabilidade do hospital será objetiva, de acordo com o caput do artigo 14 do Código de defesa do consumidor. Neste caso, o hospital só não será responsabilizado se ficar comprovado caso fortuito ou força maior ou culpa exclusiva do paciente ou de outra pessoa.

A obrigação do hospital quanto à cura do paciente é de meio e não de resultado, mas todos seus serviços deverão ser diligentes e prudentes, preservando a incolumidade do paciente, a salvo de danos não previstos, impondo-se vigilância constante.

O hospital pode se eximir se provar motivo de força maior, inevitabilidade do fato, culpa exclusiva da vítima ou condições próprias do paciente, ou que, tendo prestado o serviço, não existiu defeito.

O paciente-vítima deverá provar a existência do dano e o nexo de causalidade. No processo de indenização por dano de responsabilidade médico-hospitalar, deverá haver apuração da culpa (imperícia, imprudência, negligência) ou do dolo (intuito criminoso de lesar).

Entretanto, se for comprovada culpa ou dolo por parte do médico, o hospital poderá pleitear ressarcimento junto ao responsável (médico-empregado), por meio do "direito de regresso", exercido pela "denunciação da lide", de acordo com o artigo 70, III do Código de Processo Civil:

> **A denunciação da lide é obrigatória:**
> III – àquele que estiver obrigado, pela lei ou pelo contrato, a indenizar, em ação regressiva, o prejuízo do que perder a demanda.

Dependendo do caso, além da responsabilização do hospital, poderá haver responsabilidade solidária de empresas prestadoras de serviços de saúde, que tenham atuado, de acordo com o artigo 942 e parágrafo único do

> **Código Civil**
> **Art. 942** – Os bens do responsável pela ofensa ou violação do direito de outrem ficam sujeitos à reparação do dano causado: e, se a ofensa tiver mais de um autor, todos responderão solidariamente pela reparação.
> **Parágrafo único.** São solidariamente responsáveis com os autores os co-autores e as pessoas designadas no artigo 932.

No que tange à responsabilidade hospitalar, temos a ressaltar, ainda, o artigo 22 do Código de Defesa do Consumidor:

> Os órgãos públicos, por si ou suas empresas, concessionárias, permissionárias ou sob qualquer outra forma de empreendimento, são obrigados a fornecer serviços adequados, eficientes, seguros e quanto aos essenciais, contínuos.
> **Parágrafo único.** Nos casos de descumprimento, total ou parcial, das obrigações referidas neste artigo, serão as pessoas jurídicas compelidas a cumpri-las e a reparar os danos causados, na forma prevista neste código.

Quando a responsabilidade presumida do Hospital for evocada em função de ato culposo de médico preposto, o hospital poderá se eximir, se tal culpa não for comprovada.

A resolução 1.493/98 do Conselho Federal de Medicina, dentre várias recomendações, estabelece:

> Determinar ao Diretor clínico do estabelecimento de saúde que tome as previdências cabíveis para que todo paciente hospitalizado tenha seu médico assistente responsável desde a internação até a alta.

Logicamente, tal resolução não impede a atuação do médico plantonista, com liberdade, nas intercorrências, mas com responsabilidade legal por tal atividade e participação direta. Havendo algum dano, para que o médico plantonista seja responsabilizado, deverá ter sido causador ou contribuído para tal.

18

Infecção Hospitalar

A infecção é risco inerente à internação ou à cirurgia, mesmo que o hospital mantenha medidas adequadas para controlá-la.

O risco de infecção em ambiente hospitalar tem aumentado nos últimos anos, pelo surgimento de cepas resistentes de bactérias, devido ao uso crescente e muitas vezes indiscriminado de antibióticos, cada vez mais sofisticados.

Muitas bactérias isoladas de ambiente hospitalar são resistentes aos antibióticos comuns, sendo difícil seu tratamento, podendo levar o paciente ao óbito.

A culpa do hospital ocorre quando se comprova conduta deficiente ou ausente de sua Comissão de Controle de Infecção Hospitalar (C.C.I.H.) e dos procedimentos de desinfecção. As condutas médicas e de enfermagem, se deficientes, também poderão contribuir para a ocorrência de infecção hospitalar.

Quando o serviço do hospital não é defeituoso no que tange à prevenção de infecção, sua ocorrência é semelhante à iatrogenia, não determinando o dever de indenizar. A iatrogenia consiste em dano ou alteração provocada no paciente por tratamento de qualquer espécie, realizado corretamente.

Muitos pacientes, entretanto, podem estar imunodeprimidos em função de sua patologia, de medicamentos, quimioterapia, cirurgia, anestesia, radioterapia, etc., o que facilita infecções endógenas (microrganismos que já se encontram no paciente) ou exógenas, provenientes do ambiente hospitalar.

A mera infecção de um paciente durante ou após sua internação não prova que se trata de infecção hospitalar, por culpa ou dolo do hospital. Há que se provar que decorre de ação ou omissão do hospital ou do médico, para justificar eventual reparação.

A origem hospitalar de determinada infecção pode ser comprovada, em alguns casos, por exames microbiológicos especializados que analisam as características genéticas do microrganismo, por técnicas de biologia molecular, além do perfil de resistência a antimicrobianos.

19

Responsabilidade do Médico Anestesista

Cumpre ao anestesista avaliar o risco do paciente antes da cirurgia em função de cardiopatias existentes, anemia, alergia a medicamentos, estado geral, funções renal e hepática, etc.

Deverá utilizar medicações pré-anestésicas adequadas para o caso e será responsável pela técnica de anestesia, no que tange à monitorização do paciente, emprego adequado de drogas, equipamentos, controle da oxigenação, etc.

O anestesista tem o dever de acompanhar o paciente até a recuperação da anestesia.

A tendência atual é considerar a anestesia obrigação de meio, embora haja controvérsias.

Os que defendem a concepção pela qual seria contrato de resultado, referem-se ao ônus da prova, pois caberia ao médico anestesista provar que o resultado desfavorável não foi obtido em virtude de força maior, caso fortuito fato de terceiro ou culpa do próprio paciente.

Se o anestesista agiu com culpa e foi escolhido pelo chefe de equipe cirúrgica, ambos responderão solidariamente.

Havendo grupo ou equipe de anestesistas, a responsabilidade é individual, a menos que haja subordinação.

A Resolução Nº 1.363/93 do Conselho Federal de Medicina aborda a questão do médico anestesista, quanto às condições técnicas para sua prática.

RESOLUÇÃO DO CONSELHO FEDERAL DE MEDICINA nº 1.363/93

O CONSELHO FEDERAL DE MEDICINA, no uso das atribuições que lhe confere a Lei nº 3.268, de 30 de setembro de 1957, regulamentada pelo Decreto 44.045, de 19 de julho de 1958, e

CONSIDERANDO que é dever do médico guardar absoluto respeito pela vida humana, não podendo, seja qual for a circunstância, praticar atos que a afetem ou concorram para prejudicá-la;

CONSIDERANDO que o alvo de toda a atenção do médico é a saúde do ser humano, em benefício da qual deverá agir com o máximo de zelo e o melhor de sua capacidade profissional;

CONSIDERANDO que não é permitido ao médico deixar de ministrar tratamento ou assistência ao paciente, salvo nas condições previstas pelo Código de Ética Médica;

CONSIDERANDO que a Portaria nº 400, de 06 de dezembro de 1977, do Ministério da Saúde, prevê sala de recuperação pós-anestésica para a Unidade do Centro Cirúrgico;

CONSIDERANDO o que foi proposto pela Comissão Especial conjunta do Conselho Federal de Medicina e da Sociedade Brasileira de Anestesiologia;

CONSIDERANDO, finalmente, o que ficou decidido em Sessão Plenária de 12 de março de 1993.

RESOLVE:

Art. 1º – Determinar aos médicos que praticam anestesia que:

I – Antes da realização de qualquer anestesia é indispensável conhecer, com a devida antecedência, as condições clínicas do paciente a ser submetido à mesma, cabendo ao anestesista decidir da conveniência ou não da prática do ato anestésico, de modo soberano e intransferível;

II – Para conduzir as anestesias gerais ou regionais com segurança, assim como manter a vigilância permanente ao paciente anestesiado durante o ato operatório, o médico anestesista deve estar sempre junto a este paciente;

III – Os sinais vitais do paciente serão verificados e registrados em ficha própria durante o ato anestésico, assim como a ventilação, oxigenação e circulação serão avaliadas intermitentemente;

IV – É ato atentatório à Ética Médica a realização simultânea de anestesias em pacientes distintos pelo mesmo profissional, ainda que seja no mesmo ambiente cirúrgico;

V – Todas as conseqüências decorrentes do ato anestésico são da responsabilidade direta e pessoal do médico anestesista;

VI – Para a prática da anestesia deve o médico anestesista avaliar previamente as situações de segurança do ambiente hospitalar, somente praticando o ato anestésico se estiverem asseguradas as condições mínimas para a sua realização, cabendo ao diretor técnico da instituição garantir tais condições.

Art. 2º – Entende-se por condições mínimas de segurança para a prática de anestesia as a seguir relacionadas:

I – Monitorização dos pacientes com esfigmomanômetro, estetoscópio precordial ou esofágico e cardioscópio.

II – Monitorização do CO_2 expirado e da saturação da hemoglobina, nas situações tecnicamente indicadas;

III – Monitorização da saturação de hemoglobina, de forma obrigatória, nos hospitais que utilizam usinas concentradoras de oxigênio;

IV – Deverão estar à disposição do anestesista equipamentos, gases e drogas que permitam a realização de qualquer ato anestésico com segurança e desfibrilador, cardioscópio, sistema ventilatório e medicações essenciais para utilização imediata, caso haja necessidade de procedimento de manobras de recuperação cardiorrespiratória;

V – O equipamento básico para administração de anestesia deverá ser constituído por secção de fluxo contínuo de gases, sistema respiratório completo, tubos traqueais, guia e pinça condutora de tubos traqueais, laringoscópio, cânulas orofarígeas, aspirador, agulhas e material para bloqueios anestésicos;

VI – Todo paciente após a cirurgia deverá ser removido para a sala de recuperação pós-anestésica, cuja capacidade operativa deve guardar relação direta com a programação do centro cirúrgico.

VII – Enquanto não estiver disponível a sala de recuperação pós-anestésica, o paciente deverá permanecer na sala de cirurgia até a sua liberação pelo anestesista.

VIII – Os critérios de alta do paciente no período de recuperação pós-anestésica são de responsabilidade intransferível do anestesista.

Art. 3º – A presente Resolução entrará em vigor na data de sua publicação, revogada a Resolução CFM nº 851/78, de 04 de setembro de 1978.

Brasília – DF, 12 de março de 1993.

IVAN DE ARAÚJO MOURA FÉ
Presidente

HERCULES SIDNEI PIRES LIBERAL
Secretário-Geral

Publicada no D.O.U. de 22.03.93 – Seção I – Página 3.439.

O CREMESP publicou o Manual de Orientação ao Anestesiologista, o qual aborda, além da Resolução n° 1.363/93 do CFM, outros tópicos de grande importância, tais como: principais infrações éticas de anestesiologistas; plantões de anestesiologia; anestesiologista como membro obrigatório da equipe de Pronto-Socorro; uso de óxido nitroso em odontologia; critérios sobre sedação profunda; normas para cirurgia ambulatorial, etc.

20

Relação entre Clínico Geral e Especialista e suas Responsabilidades

É comum a necessidade de um médico clínico ou cirurgião encaminhar seu paciente a um especialista de outra área, mesmo continuando a cuidar do paciente.

O médico será responsabilizado se não chamar o especialista quando necessário, se dessa omissão advir dano ao paciente.

O especialista será responsável pelas recomendações fornecidas ao generalista ou médico de outra especialidade que lhe encaminhar o paciente.

O médico generalista ou que tenha encaminhado o paciente ao especialista, será responsabilizado se indicar outro tratamento, diverso do indicado pelo especialista, se tal conduta ocasionar malefício ao paciente ou não lhe tiver trazido o benefício esperado pelo tratamento preconizado pelo especialista.

21

Prescrição de Ações Contra Médicos e Prescrição da Pretensão de Médicos por seus Honorários

A prestação onerosa de serviços médicos é regulada pelo Código de Defesa do Consumidor.

O artigo 27 do referido Código regulamenta a matéria e difere do Código Civil:

> Prescreve em cinco anos a pretensão à reparação pelos danos causados por fato do produto ou do serviço prevista na Seção II deste capítulo, iniciando a contagem do prazo a partir do conhecimento do dano e de sua autoria.

Se o médico tiver atendido gratuitamente, a relação médico-paciente será regulada pelo Código Civil. A prescrição da ação neste caso, de 3 anos, é prevista no artigo 206 § 3º, V, e artigo 206 § 5°, II.

> **Artigo 206 § 3º inciso V do Código Civil**
> Prescreve:
> § 3º Em 3 (três) anos:
> V – a pretensão de reparação civil.

A rigor, este deveria ser o prazo a ser adotado pelos juízes para a prescrição no caso de ação de responsabilização civil do médico.

Cabe ainda observar que no Código Civil, em seu Livro Complementar das Disposições Finais e Transitórias, o artigo 2.028 acrescenta: Serão os da lei anterior os prazos, quando reduzidos por este Código, e se, na data de sua entrada em vigor, já houver transcorrido mais de metade do tempo estabelecido na lei revogada.

Entretanto, há a possibilidade e interpretação que sendo a relação médico paciente uma relação de consumo, o prazo seja de 5 (cinco) anos, de acordo com o Código de Defesa do Consumidor, o que privilegiaria o consumidor, pois a legislação é específica.

Por outro lado, a pretensão dos médicos de receber seus honorários prescreve em 5 (cinco) anos.

> **Artigo 206 do Código Civil**
> Prescreve:
> § 5º Em 5 (cinco) anos:
> II – a pretensão dos profissionais liberais em geral, procuradores judiciais, curadores judiciais, curadores e professores pelos seus honorários, contado o prazo da conclusão dos serviços, da cessação dos respectivos contratos ou mandato.

Este artigo beneficiou os médicos em relação ao que constava no Código Civil Anterior, alterando o prazo para cobrar por seus serviços, de 1 (um), para 5 (cinco) anos.

22

Omissão de Socorro

O médico tem o dever ético de prestar socorro, não podendo recusar o atendimento em situações de emergência, quando não houver outro profissional para tal função, segundo o artigo 58 do Código de Ética Médica.

Isto é válido mesmo que o médico não esteja em seu horário de trabalho. Entretanto, ele poderá recomendar apenas que levem o paciente para um hospital. Ele não poderá recusar se não houver hospital ou se for o único médico ou o único especialista para o caso em questão.

A omissão de socorro é prevista no artigo 135 do Código Penal.

> **Código Penal**
> **Art. 135** – Omissão de Socorro.
> Deixar de prestar assistência, quando possível fazê-lo sem risco pessoal, a criança abandonada ou extraviada, ou a pessoa inválida ou ferida, ao desamparo ou em grave e iminente perigo; ou não pedir, nesses casos, o socorro da autoridade pública:
> *Pena* – detenção, de 1 (um) a 6 (seis) meses, ou multa.
> **Parágrafo único.** A pena é aumentada de metade, se da omissão resulta lesão corporal de natureza grave, e triplicada, se resulta a morte.

A negativa, por motivos religiosos, dos responsáveis pelo paciente menor, para permitir transfusão sangüínea necessária, poderia caracterizar omissão de socorro por parte dos familiares, podendo o médico recorrer ao judiciário para autorizar a transfusão, mas a questão é controversa.

O CREMESP emitiu o parecer n° 27.278/96 sobre o assunto, que abaixo transcrevemos:

> É cada vez mais do consenso dos profissionais de saúde que o respeito à vontade do paciente deva ser maximizado. A jurisprudência, em que pesem as hesitações e as remissões, vai também caminhando nesse sentido.
>
> Sempre mais se considera que a exceção prevista no Código de Ética Médica (artigo 46), prevendo a intervenção do médico sobre o paciente – contrariamente à sua vontade, em situações de iminente perigo de vida – seja uma possibilidade que se abre para o médico atuar, e não uma determinação.
>
> Sempre existirão situações em que alguma dúvida poderá surgir, para o médico, quanto à vontade do paciente. É para esses casos, no meu entendimento, que se abre a "brecha legal", para a intervenção médica.
>
> Não se trata, entretanto, de um dever. Há que se respeitar, "data venia", a vontade de quem quer que seja, legalmente competente, inclusive de morrer sem ser violentado em sua crença.
>
> Não existe, para mim, a obrigação de viver – logo, não será omissão de socorro e sim respeito à individualidade do paciente, deixar de transfundir sangue quando ele não queira, procurando-se todos os recursos técnicos e científicos para proteger sua saúde, sem contrariar a sua vontade expressa; entretanto, com relação a crianças, há jurisprudência no sentido de realizar a transfusão, mesmo contrariamente à vontade familiar: magistradas têm emitido mandados em situações de iminente risco de vida para a criança, propiciando até intervenção policial para que a transfusão se realize.
>
> Quanto à responsabilidade de cada profissional (cirurgião ou intensivista), pela ministração (ou não) de sangue à Testemunha de Jeová, ela será do próprio profissional. Não poderá o cirurgião ser responsabilizado pelo que o intensivista fizer (ou deixar de fazer) – desde que tenha havido a necessária informação, de um para outro, das características clínicas e da vontade expressa do paciente.
>
> Parece claro que é recomendável que haja coerência na conduta de toda a equipe que oferece atenções de saúde ao paciente (Testemunha de Jeová): não faz sentido tendências conflitantes numa mesma entidade assistencial, embora cada profissional, conforme já foi referido, assume a responsabilidade pelo que fez ou deixou de fazer.
>
> Destaque-se, finalizando, que a condição de autonomia do médico lhe permite recusar a participação num tratamento do qual ele discorde profundamente – salvo na ausência de qualquer outro profissional, e, logicamente, em casos de iminente risco de vida.
>
> Aprovada na 2.020ª RP em 07/10/97.

23

Lesão Corporal e Dano Estético

Como conseqüência de ato médico deficiente, com culpa ou dolo, o paciente poderá sofrer lesão corporal ou dano à sua saúde.

Alguns erros médicos podem culminar em lesões corporais, tipificados no Código Penal.

Código Penal
Lesão corporal
Art. 129 – Ofender a integridade corporal ou a saúde de outrem;
Pena – detenção, de 3 (três) meses a 1 (um) ano.
Lesão corporal de natureza grave
§ 1º – Se resulta:
Incapacidade para as ocupações habituais, por mais de 30 (trinta) dias;
Perigo de vida;
Debilidade permanente de membro, sentido ou função;
Aceleração de parto.
Pena – reclusão, de um a cinco anos.

§ 2º – Se resulta:
Incapacidade permanente para o trabalho;
Enfermidade incurável;
Perda ou inutilização de membro, sentido ou função;
Deformidade permanente;
Aborto
Pena – reclusão, de 2 (dois) a 8 (oito) anos.

Lesão corporal seguida de morte

§3º – Se resulta morte e as circunstâncias evidenciam que o agente não quis o resultado, nem assumiu o risco de produzi-lo:

Pena – reclusão, de quatro a doze anos.

Diminuição de pena

§4º – Se o agente comete o crime impelido por motivo de relevante valor social ou moral ou sob o domínio de violenta emoção, logo em seguida a injusta provocação da vítima, o juiz pode reduzir a pena de um sexto a um terço.

Substituição da pena

§5º – O juiz, não sendo graves as lesões, pode ainda substituir a pena de detenção pela de multa:

Se ocorrer qualquer das hipóteses do parágrafo anterior;

Se as lesões são recíprocas.

Lesão corporal culposa

§6º – Se a lesão é culposa:

Pena – detenção, de 2 (dois) meses a 1 (um) ano.

Aumento de pena

§7º – Aumenta-se a pena de um terço, se ocorrer qualquer das hipóteses do artigo 121§ 4º.

§8º – Aplica-se à lesão culposa o disposto no §5º do artigo 121.

Se o médico agir com negligência, imprudência ou imperícia, causando deformidades no paciente, poderá ser responsabilizado penalmente por lesões corporais. Além disso, a vítima poderá reclamar na Justiça Civil, a indenização pelo dano.

Na lei penal, somente a pessoa física (médico) responde, não cabendo processo contra o hospital ou outra pessoa jurídica.

Nos crimes de lesão corporal, há necessidade de perícia, pois a infração deixa vestígios (crimes materiais).

Assim o Código de Processo Penal em seu artigo 158 estipula:

> Quando a infração deixar vestígio, será indispensável o exame de corpo de delito, direto ou indireto, não podendo supri-lo a confissão do acusado.

A falta de perícia acarretará nulidade do processo, de acordo com o artigo 564, III, b, do Código de Processo Penal:

> A nulidade ocorrerá nos seguintes casos: III – por falta das fórmulas ou dos termos seguintes: b) o exame de corpo de delito nos crimes que deixam vestígios, ressalvado o disposto no artigo 167.

24

O Médico e os Crimes Contra a Vida

Código Penal
Art. 121 – Matar alguém.
Pena – reclusão, de 6 (seis) a 20 (vinte) anos.
Homicídio culposo
§ 3º – Se o homicídio é culposo:
Pena – detenção de 1 (um) a (3) anos.

O homicídio é a eliminação da vida de uma pessoa causada por outra.

O homicídio pode ser praticado tanto por ação quanto por omissão, sendo que, neste caso, é necessário que o agente tenha o dever jurídico de impedir a morte da vítima.

O parágrafo 4º do artigo 121 do Código Penal expressa:

§4º – No homicídio culposo, a pena é aumentada de um terço, se o crime resulta de inobservância de regra técnica de profissão, arte ou ofício, ou se o agente deixa de prestar imediato socorro à vítima, não procura diminuir as conseqüências do seu ato, ou foge para evitar prisão em flagrante. Sendo doloso o homicídio, a pena é aumentada de um terço, se o crime é praticado contra pessoa menor de 14 (quatorze) anos.

A "inobservância de regra técnica de profissão", citada neste artigo, poderá englobar alguns casos de erro médico.

A omissão de socorro deste parágrafo não pode ser aplicada em concurso com o delito do artigo 135 do Código Penal (ver omissão de socorro). Também prevalece sobre a norma do artigo 13º, parágrafo 2º do Código Penal.

> **Art. 13º** – Relação de causalidade
> O resultado, de que depende a existência do crime, somente é imputável a quem lhe deu causa. Considera-se causa a ação ou omissão sem a qual o resultado não teria ocorrido.
> § 2º – A omissão é penalmente relevante quando o omitente devia e podia agir para evitar o resultado. O dever de agir incumbe a quem:
> A) tenha por lei obrigação de cuidado, proteção ou vigilância;
> B) de outra forma, assumiu a responsabilidade de impedir o resultado;
> C) com seu comportamento anterior, criou o risco da ocorrência do resultado.

Em caso de erro médico que culmina em morte, é comum a interpretação de homicídio culposo. Existe culpa se o erro de diagnóstico levou à morte pela falta de procedimentos recomendados frente ao quadro clínico do paciente. Se o tratamento indicado era correto e se o médico se portou com diligência dentro da conduta esperada, o homicídio culposo deve ser excluído.

Se o médico não observou regra técnica de profissão, não prestou socorro imediato ou não procurou diminuir as conseqüências do ato, haverá aumento da pena, de acordo com o parágrafo 4º do artigo 121 do Código Penal.

Se o médico agiu com negligência, imperícia ou imprudência, estará sujeito a responder por homicídio culposo, se houve morte do paciente em decorrência de tal conduta.

Outro crime contra a vida, cujo conhecimento é importante para a prática médica, é o aborto.

> **Código Penal**
> Aborto provocado pela gestante ou com seu consentimento.
>
> **Art. 124** – Provocar aborto em si mesma ou consentir que outrem lho provoque:
> Pena – detenção de 1 (um) a 3 (três) anos.
>
> **Art. 125** – Provocar aborto, sem o conhecimento da gestante:
> Pena – reclusão, de 3 (três) a 10 (dez) anos
>
> **Art. 126** – Provocar aborto com o consentimento da gestante:
> Pena – reclusão, de 1 (um) a 4 (quatro) anos.

> **Parágrafo único.** Aplica-se a pena do artigo anterior, se a gestante não é maior de 14 (quatorze) anos ou é alienada ou débil mental, ou se o consentimento é obtido mediante fraude, grave ameaça ou violência.

Se um médico pratica aborto criminoso, outros profissionais que o auxiliem no ato estarão incursos no mesmo crime.

O artigo 29 do Código Penal trata do concurso de pessoas:

> Quem, de qualquer modo, concorre para o crime, incide nas penas a este cominados, na medida de sua culpabilidade.
>
> **Forma qualificada**
>
> **Art. 127** – As penas cominadas nos dois artigos anteriores são aumentadas de um terço, se, em conseqüência do aborto ou dos meios empregados para provocá-lo, a gestante sofre lesão corporal de natureza grave, e são duplicados, se, por qualquer dessas causas, lhe sobrevier a morte.
>
> **Art. 128** – Não se pune o aborto praticado por médico:
> Aborto necessário
> I – Se não há outro meio de salvar a vida da gestante;
> Aborto no caso de gravidez resultante de estupro
> II – Se a gravidez resulta de estupro e o aborto é precedido de consentimento da gestante ou, quando incapaz, de seu representante legal.

O chamado aborto legal é aquele previsto no artigo 128, o qual é impunível, sendo declarado lícito. O inciso I é o chamado aborto necessário e o inciso II é o aborto sentimental.

Nos dois casos, o aborto deverá ser praticado por médicos, exceto na situação prevista pelo inciso I, se houver risco iminente da vida pela paciente, na falta de médico, outra pessoa poderá executar o ato (estado de necessidade).

Os artigos 7, 21, 28, 43 e 46 do Código de Ética Médica estão relacionados à questão.

A Publicação do CREMESP: Ética em Ginecologia e Obstetrícia, 3ª edição, 2004, analisa o tema sob o ponto de vista ético e legal, com grande propriedade, enumerando os critérios adotados pelo programa público de assistência ao aborto, previsto por lei na cidade de São Paulo.

25

Outras Ilegalidades Passíveis de Serem Praticadas por Médicos, Relacionadas à Profissão

No âmbito de Transplantes

As leis que regulam os transplantes de órgãos (Lei nº 9.434/97) e a Engenharia Genética (Lei nº 8.974/95) criaram outros tipos penais passíveis de serem praticados por médicos ou outros profissionais.

Omissão de Notificação de Doenças

O **artigo 269 do Código Penal** obriga o médico a notificar determinadas doenças à autoridade pública (Vigilância Epidermiológica).

> Deixar o médico de denunciar à autoridade pública doença cuja notificação é compulsória:
> *Pena* – detenção de 6 (seis) meses a 2 (dois) anos e multa.
>
> MINISTÉRIO DA SAÚDE
> SECRETARIA DE VIGILÂNCIA SANITÁRIA
>
> PORTARIA SVS/MS Nº 33, DE 14 DE JULHO DE 2005
> Diário Oficial da União; Poder Executivo, Brasília, DF, 15 jul. 2005. Seção 1, p. 111
> Inclui doenças à relação de notificação compulsória, define agravos de notificação imediata e a relação dos resultados laboratoriais que devem ser notificados pelos Laboratórios de Referência Nacional ou Regional.

O SECRETÁRIO DE VIGILÂNCIA EM SAÚDE, no uso das atribuições que lhe confere o artigo 36 do Decreto nº 4.726, de 9 de junho de 2003 e, considerando o disposto no artigo 4º da Portaria nº 2.325, de 8 de dezembro de 2003, resolve:

Art. 1º – Incluir à Lista Nacional de Agravos de Notificação Compulsória, os casos suspeitos ou confirmados de Doença de Creutzfeldt-Jacob; Sífilis em Gestante; Síndrome Febril Ictero-hemorrágica Aguda; e Eventos Adversos Pós-Vacinação, conforme disposto no Anexo I desta Portaria.

Parágrafo único. A ocorrência de agravo inusitado à saúde, independentemente de constar da Lista Nacional de Agravos de Notificação Compulsória, deverá também ser notificado imediatamente às autoridades sanitárias mencionadas no caput deste artigo.

Art. 2º –As doenças e agravos relacionados no Anexo II desta Portaria, para todo território nacional, devem ser notificados de forma imediata às Secretarias Estaduais de Saúde, e estas deverão informar imediatamente à SVS/MS, por meio de:

I – correio eletrônico notifica@saude.gov.br; ou

II – por telefone: 061 33153659 ou fax: 061 33153658, da Gerência Técnica de Doenças Emergentes e Reemergentes – GTDER/CGDT/DEVEP/MS, sem prejuízo do registro das notificações pelos procedimentos rotineiros do Sistema de Informação de Agravos de Notificação – SINAN.

Art. 3º – Os profissionais de saúde no exercício da profissão, bem como os responsáveis por organizações e estabelecimentos públicos e particulares de saúde e ensino, em conformidade com a Lei nº 6.259 de 30 de outubro de 1975, são obrigados a comunicar aos gestores do Sistema Único de Saúde – SUS a ocorrência de casos suspeitos ou confirmados das doenças relacionadas no Anexo I desta Portaria.

Parágrafo único. O não cumprimento desta obrigatoriedade será comunicado aos conselhos de entidades de Classe e ao Ministério Público para que sejam tomadas as medidas punitivas cabíveis.

Art. 4º – Os resultados dos exames laboratoriais das doenças relacionadas no Anexo III desta Portaria, devem ser notificados pelos laboratórios de referência nacional, regional e laboratórios centrais de saúde pública de cada Unidade Federada, concomitantemente às Secretarias Estaduais de Saúde, Secretarias Municipais de Saúde e a SVS/MS, por meio da Coordenação Geral de Laboratórios de Saúde Publica – CGLAB/DEVEP/SVS.

Art. 5º – A definição de caso para cada doença relacionada no Anexo I desta Portaria, deve obedecer à padronização definida pela SVS/MS.

Art. 6º – Aos gestores municipais e estaduais do SUS é vedada a exclusão de doenças e agravos componentes do elenco nacional de doenças de notificação compulsória.

Art. 7º – Esta Portaria entra em vigor na data de sua publicação.

JARBAS BARBOSA DA SILVA JÚNIOR

ANEXO I
Lista Nacional de Agravos de Notificação Compulsória
I – Botulismo.
II – Carbúnculo ou "Antraz".
III – Cólera.
IV – Coqueluche.
V – Dengue.
VI – Difteria.
VII – Doença de Creutzfeldt-Jacob.
VIII – Doenças de Chagas (casos agudos).
IX – Doenças Meningocócica e outras Meningites.
X – Esquistossomose (em área não-endêmica)
XI – Eventos Adversos Pós-Vacinação
XII – Febre Amarela.
XIII – Febre do Nilo Ocidental.
XIV – Febre Maculosa.
XV – Febre Tifóide.
XVI – Hanseníase.
XVII – Hantaviroses.
XVIII – Hepatites Virais.
XIX – Infecção pelo Vírus da Imunodeficiência Humana – HIV em gestantes e crianças expostas ao risco de transmissão vertical.
XX – Leishmaniose Tegumentar Americana.
XXI – Leishmaniose Visceral.
XXII – Leptospirose.
XXIII – Malária.
XXIV – Meningite por *Haemophilus influenzae*.
XXV – Peste.
XXVI – Poliomielite.
XXVII – Paralisia Flácida Aguda.
XXVIII – Raiva Humana.
XXIX – Rubéola.
XXX – Síndrome da Rubéola Congênita.
XXXI – Sarampo.
XXXII – Sífilis Congênita.
XXXIII – Sífilis em gestante.
XXXIV – Síndrome da Imunodeficiência Adquirida – AIDS.
XXXV – Síndrome Febril Íctero-hemorrágica Aguda.
XXXVI – Síndrome Respiratória Aguda Grave.
XXXVII – Tétano.
XXXVIII – Tularemia.
XXXIX – Tuberculose.
XL – Varíola.

ANEXO II
Agravos de notificação imediata via fax, telefone ou e-mail, além da digitação e transferência imediata, por meio magnético, através do SINAN.

I – Caso suspeito de:
a) Botulismo.
b) Carbúnculo ou Antraz.
c) Cólera.
d) Febre Amarela.
e) Febre do Nilo Ocidental.
f) Hantavirose.
g) Peste.
h) Raiva Humana.
i) Síndrome Febril Ictero-hemorrágica Aguda.
j) Síndrome Respiratória Aguda Grave.
k) Varíola.
l) Tularemia.

II – Caso confirmado de:
a) Poliomielite.
b) Sarampo.
c) Tétano Neonatal.

III – Surto ou agregação de casos ou agregação de óbitos por:
a) Agravos Inusitados.
b) Difteria.
c) Doença de Chagas Aguda.
d) Doença Meningocócica.
e) Influenza Humana

ANEXO III
Resultados laboratoriais que devem ser notificados pelos Laboratórios de Referência Nacional ou Regional.

I – Resultado de amostra individual por:
a) Botulismo.
b) Carbúnculo ou "Antraz".
c) Cólera.
d) Febre Amarela.
e) Febre do Nilo Ocidental.
f) Hantavirose.
g) Influenza Humana.
h) Poliomielite.
i) Peste.
j) Raiva Humana.
k) Síndrome Respiratória Aguda Grave.
l) Varíola.

m) Tularemia.
n) Sarampo.

II – Resultado de amostras procedentes de investigação de surtos:
a) Agravos Inusitados.
b) Doença de Chagas Aguda.
c) Difteria.
d) Doença Meningocócica.
e) Influenza Humana

Causar e Epidemia

É infração de medida sanitária preventiva

O **artigo 267 do Código Penal**, regulamenta a questão de provocar epidemia:

> Causar epidemia, mediante a propagação de germes patogênicos:
> *Pena* – Reclusão, de 10 (dez) a 15 (quinze) anos.
> § 1º – Se o fato resulta morte, a pena é aplicada em dobro.
> § 2º – No caso de culpa, a pena é de detenção, de 1 (um) a 2 (dois) ou, se resultar morte, de 2 (dois) a 4 (quatro) anos.

A provocação de epidemia pode ser realizada por qualquer pessoa, não necessariamente médico, inclusive, como ato de terrorismo (antraz, varíola, etc.).

A infração de medida sanitária também pode ocasionar o surgimento ou a disseminação de doença infecciosa na população.

Infração de Medida Sanitária Preventiva

O **artigo 268 do Código Penal** trata da questão:

> Infringir determinação do poder público, destinada a impedir introdução ou propagação de doença contagiosa:
> *Pena* – detenção de 1 (um) mês a 1 (um) ano, e multa.
> **Parágrafo único.** A pena é aumentada de um terço se o agente é funcionário da saúde pública ou exerce a profissão de médico, farmacêutico, dentista ou enfermeiro.

Exercício Ilegal de Medicina

> **Código Penal:**
> Art. 282 – Exercer, ainda que a título gratuito, a profissão de médico, dentista ou farmacêutico, sem autorização legal ou excedendo os limites:
> *Pena* – detenção de 6 (seis) meses a 2 (dois) anos.
> **Parágrafo único.** Se o crime é praticado com o fim de lucro, aplica-se também multa.

Médicos estrangeiros ou brasileiros, com diploma do exterior, para exercício da profissão no Brasil, devem revalidá-lo e inscrever-se no Conselho Regional de Medicina.

Charlatanismo
Código Penal:
Art. 283 – Inculcar ou anunciar cura por meio secreto ou infalível:
Pena – detenção de (3) meses a 1 (um) ano, e multa.

Curandeirismo
Art. 284 – Exercer o curandeirismo:
I – prescrevendo, ministrando ou aplicando, habitualmente, qualquer substância;
II – usando gestos, palavras ou qualquer outro meio;
III – fazendo diagnósticos;
Pena – detenção, de 6 (seis) meses a 2 (dois) anos.
Parágrafo único. Se o crime é praticado mediante remuneração, o agente fica também sujeito à multa.

Perigo para a Vida ou Saúde de Outrem
Código Penal:
Art. 132 – Expor a vida ou a saúde de outrem a perigo direto ou iminente:
Pena – detenção de 3 (três) meses a 1 (um) ano, se o fato não constitui crime mais grave.
Parágrafo único. A pena é aumentada de um sexto a um terço se a exposição da vida ou da saúde de outrem a perigo decorre do transporte de pessoas para a prestação de serviços em estabelecimentos de qualquer natureza, em desacordo com as normas legais.

Abandono de Incapaz
Código Penal:
Art. 133 – Abandonar pessoa que está sob seu cuidado, guarda, vigilância ou autoridade, e, por qualquer motivo, incapaz de defender-se dos riscos resultantes do abandono:
Pena – detenção de 6 (seis) meses a 3 (três) anos.
§1º – Se do abandono resulta lesão corporal de natureza grave:
Pena – reclusão de 1(um) a 5 (cinco) anos.
§2º – Se resulta morte:
Pena – reclusão de 4 (quatro) a 12 (doze) anos.
Aumento da pena:
§3º – As penas cominadas neste artigo aumentam-se de um terço:
I – se o abandono ocorre em lugar ermo;
II – se o agente é ascendente ou descendente, cônjuge, irmão, tutor ou curador da vítima.
III – se a vítima é maior de 60 (sessenta) anos.

Constrangimento Ilegal
Código Penal:
Art. 146 – Constranger alguém, mediante violência, ou grave ameaça, ou depois de lhe haver reduzido, por qualquer outro meio, a capacidade de resistência, a não fazer o que a lei permite, ou a fazer o que ela não manda:
Pena – detenção de 3 (três) meses a 1 (um) ano, ou multa.
Aumento da pena:
§3º – Não se compreendem na disposição deste artigo:
I – a intervenção médica ou cirúrgica, sem o consentimento do paciente ou de seu representante legal, se justificada por iminente perigo de vida:

Omissão de Socorro
Código Penal:
Art. 135 – Deixar de prestar assistência, quando possível fazê-lo sem risco pessoal, à criança abandonada ou extraviada, ou à pessoa inválida ou ferida, ao desamparo ou em grave e iminente perigo; ou não pedir, nesses casos, o socorro da autoridade pública:
Pena – detenção de 1 (um) a 6 (seis) meses, ou multa.
Parágrafo único. A pena é aumentada da metade, se da omissão resulta lesão corporal de natureza grave, e triplicada, se resulta a morte.

Auxílio ao Suicídio
Código Penal:
Art. 122 – Induzir ou instigar alguém a suicidar-se ou prestar-lhe auxílio para que o faça:
Pena – reclusão, de 2 (dois) a 6 (seis) anos, se o suicídio se consuma; ou reclusão de 1 (um) a 3 (três) anos, se da tentativa de suicídio resulta lesão corporal de natureza grave.
Parágrafo único. A pena é duplicada:
I – se o crime é praticado por motivo egoístico;
II – se a vítima é menor ou tem diminuída, por qualquer causa, a capacidade de resistência.
Embora o suicídio não seja ilícito penal, pune-se quem auxilia outrem a suicidar-se.

Revelação de segredo profissional sem justa causa
Código Penal:
Art. 154 – Revelar alguém, sem justa causa, segredo, de que tem ciência em razão de função, ministério, ofício ou profissão, e cuja revelação possa produzir dano a outrem:
Pena – detenção de 3 (três) meses a 1 (um)! ano, ou multa.
Parágrafo único. Somente se procede mediante representação.

26

Esterilização Cirúrgica Voluntária, Laqueadura Tubária e Vasectomia

A **Constituição Federal, em seu artigo 226, parágrafo 7º,** trata do planejamento familiar.

Constituição Federal
Art. 226, parágrafo 7º – Fundado nos princípios da diguidade da pessoa humana e da paternidade responsável, o planejamento familiar é livre decisão do casal, competindo ao Estado propiciar recursos educacionais e científicos para o exercício desse direito, vedada qualquer forma coercitiva por parte de instituições oficiais ou privadas.
A matéria é regulamentada pela Lei Federal 9.263 de 12 de janeiro de 1996 e pela Portaria MS-48 de 11 de fevereiro de 1999.

LEI Nº 9.263, DE 12 DE JANEIRO DE 1996.
Regula o § 7º do artigo 226 da Constituição Federal, que trata do planejamento familiar, estabelece penalidades e dá outras providências.

O PRESIDENTE DA REPÚBLICA, faço saber que o Congresso Nacional decreta e eu sanciono a seguinte Lei:

CAPÍTULO I
DO PLANEJAMENTO FAMILIAR
Art. 1º – O planejamento familiar é direito de todo o cidadão, observado o disposto nesta Lei:

Art. 2º – Para fins desta Lei, entende-se planejamento familiar como o conjunto de ações de regulação da fecundidade que garanta direitos iguais de constituição, limitação ou aumento da prole pela mulher, pelo homem ou pelo casal.

Parágrafo único. É proibida a utilização das ações a que se refere o caput para qualquer tipo de controle demográfico.

Art. 3º – O planejamento familiar é parte integrante do conjunto de ações de atenção à mulher, ao homem ou ao casal, dentro de uma visão de atendimento global e integral à saúde.

Parágrafo único. As instâncias gestoras do Sistema Único de Saúde, em todos os seus níveis, na prestação das ações previstas no caput, obrigam-se a garantir, em toda a sua rede de serviços, no que respeita a atenção à mulher, ao homem ou ao casal, programa de atenção integral à saúde, em todos os seus ciclos vitais, que inclua, como atividades básicas, entre outras:

I – assistência à concepção e contracepção;

II – o atendimento pré-natal;

III – a assistência ao parto, ao puerpério e ao neonato;

IV – o controle das doenças sexualmente transmissíveis;

V – o controle e prevenção do câncer cérvico-uterino, do câncer de mama e do câncer de pênis.

Art. 4º – O planejamento familiar orienta-se por ações preventivas e educativas e pela garantia de acesso igualitário a informações, meios, métodos e técnicas disponíveis para a regulação da fecundidade.

Parágrafo único. O Sistema Único de Saúde promoverá o treinamentos de recursos humanos, com ênfase na capacitação do pessoal técnico, visando a promoção de ações de atendimento à saúde reprodutiva.

Art. 5º – É dever do Estado, através do Sistema Único de Saúde, em associação, no que couber, às instâncias componentes do sistema educacional, promover condições e recursos informativos, educacionais, técnicos e científicos que assegurem o livre exercício do planejamento familiar.

Art. 6º – As ações de planejamento familiar serão exercidas pelas instituições públicas e privadas, filantrópicas ou não, nos termos desta Lei e das normas de funcionamento e mecanismos de fiscalização estabelecidos pelas instâncias gestoras do Sistema Único de Saúde.

Parágrafo único. Compete à direção nacional do Sistema Único de Saúde definir as normas gerais de planejamento familiar.

Art. 7º – É permitida a participação direta ou indireta de empresas ou capitais estrangeiros nas ações e pesquisas de planejamento familiar, desde que autorizada, fiscalizada e controlada pelo órgão de direção nacional do Sistema Único de Saúde.

Art. 8º – A realização de experiências com seres humanos no campo da regulação da fecundidade somente será permitida se previamente autorizada, fiscalizada e controlada pela direção nacional do Sistema Único de Saúde e atendidos os critérios estabelecidos pela Organização Mundial de Saúde.

Art. 9º – Para o exercício do direito ao planejamento familiar, serão oferecidos todos os métodos e técnicas de concepção e contracepção cientificamente aceitos e que não coloquem em risco a vida e a saúde das pessoas, garantida a liberdade de opção.

Parágrafo único. A prescrição a que se refere o caput só poderá ocorrer mediante avaliação e acompanhamento clínico e com informação sobre os seus riscos, vantagens, desvantagens e eficácia.

Art. 10 – (VETADO)

Art. 11 – (VETADO)

Art. 12 – É vedada a indução ou instigamento individual ou coletivo à prática da esterilização cirúrgica.

Art. 13 – É vedada a exigência de atestado de esterilização ou de teste de gravidez para quaisquer fins.

Art. 14 – Cabe à instância gestora do Sistema Único de Saúde, guardado o seu nível de competência e atribuições, cadastrar, fiscalizar e controlar as instituições e serviços que realizam ações e pesquisas na área do planejamento familiar.

Parágrafo único. (VETADO)

CAPÍTULO II
DOS CRIMES E DAS PENALIDADES

Art. 15 – (VETADO)

Art. 16 – Deixar o médico de notificar à autoridade sanitária as esterilizações cirúrgicas que realizar.

Pena – detenção de 6 (seis) meses a 2 (dois) anos, e multa.

Art. 17 – Induzir ou instigar dolosamente a prática de esterilização cirúrgica.

Pena – reclusão de 1 (um) a 2 (dois) anos.

Parágrafo único. Se o crime for cometido contra a coletividade, caracteriza-se como genocídio, aplicando-se o disposto na Lei nº 2.889, de 1º de outubro de 1956.

Art. 18 – Exigir atestado de esterilização para qualquer fim.

Pena – reclusão de 1 (um) a 2 (dois) anos, e multa.

Art. 19 – Aplica-se aos gestores e responsáveis por instituições que permitam a prática de qualquer dos atos ilícitos previstos nesta Lei o disposto no caput e nos §§ 1º e 2º do artigo 29 do Decreto-Lei nº 2.848, de 07 de dezembro de 1940 – Código Penal.

Art. 20 – As instituições a que se refere o artigo anterior sofrerão as seguinte sanções, sem prejuízo das aplicáveis aos agentes do ilícito, aos co-autores ou aos partícipes:

I – se particular a instituição:

a) de 200 (duzentos) a 360 (trezentos e sessenta) dias-multa e, se reincidente, suspensão das atividades ou descredenciamento, sem direito a qualquer indenização ou cobertura de gastos ou investimentos efetuados;

b) proibição de estabelecer contratos ou convênios com entidades públicas e de se beneficiar de créditos oriundos de instituições governamentais ou daquelas em que o Estado é acionista;

II – se pública a instituição, afastamento temporário ou definitivo dos agentes do ilícito, dos gestores e responsáveis dos cargos ou funções ocupadas, sem prejuízo de outras penalidades.

Art. 21 – Os agentes do ilícito e, se for o caso, as instituições a que pertençam ficam obrigados a reparar os danos morais e materiais decorrentes de esterilização não autorizada na forma desta Lei, observados, nesse caso, o disposto dos artigos 159, 1.518 e 1.521 e seu parágrafo único do Código Civil, combinados com o artigo 63 do Código de Processo Penal.

CAPÍTULO III
DAS DISPOSIÇÕES FINAIS

Art. 22 – Aplica-se subsidiariamente a esta Lei disposto no Decreto-Lei nº 2.848, de 07 de dezembro de 1940 – Código Penal, e, em especial, nos seus artigos 29, caput, e §§ 1º e 2º, 43, caput e incisos I, II e III; 44, caput e incisos I e II e III e parágrafo único; 45, caput e incisos I e II; 46, caput e parágrafo único; 47, caput e incisos I, II e III; 48, caput e parágrafo único; 49, caput e §§ 1º e 2º; 50, caput, § 1º e alíneas e § 2º; 51, caput e §§ 1º e 2º, 52; 56; 129, caput e § 1º, incisos I, II e III, § 2º, incisos I, III e IV e § 3º.

Art. 23 – O Poder Executivo regulamentará esta Lei no prazo de 90 (noventa) dias, a contar da data de sua publicação.

Art. 24 – Esta Lei entra em vigor na data de sua publicação.

Art. 25 – Revogam-se as disposições em contrário.

Brasília, 12 de janeiro de 1996;

175º da Independência e 108º da República.

FERNANDO HENRIQUE CARDOSO

Condições recomendadas:

- Credenciamento da instituição junto à Secretaria de Saúde e autorização da Secretaria Municipal de Saúde.
- Ambulatório de Planejamento familiar.
- Ficha de credenciamento da Instituição.
- Ficha de identificação do Serviço Hospitalar de Esterilização Cirúrgica.

- Comissão de avaliação da indicação do método definitivo.
- Comitês de mortalidade materna, mortalidade neonatal e serviço de aborto legal.
- Parecer do comitê de planejamento familiar.
- Termo de anuência do paciente.

O médico, para realizar tais cirurgias, deve seguir o exigido na legislação.

A instituição deve estar credenciada junto à Secretaria de Estado de Saúde e autorizada pela Secretaria Municipal de Saúde. A instituição deve possuir ambulatório de planejamento familiar, comissão de avaliação da indicação do método de esterilização definitiva, comitês de mortalidade materna, mortalidade neonatal e serviço de aborto legal, ficha de credenciamento da instituição e ficha de identificação do serviço hospitalar de esterilização cirúrgica.

O paciente deverá ter idade superior a 25 anos, pelo menos 2 filhos vivos, capacidade civil plena e observado o prazo mínimo de 60 (sessenta) dias entre a manifestação da vontade e o ato cirúrgico. Neste período a pessoa interessada terá acesso a aconselhamento por equipe multidisciplinar, visando desencorajar a esterilização precoce.

A esterilização cirúrgica voluntária somente será executada por laqueadura tubária, vasectomia ou outro método cientificamente aceito, sendo vedada por meio de histerectomia e ooforectomia.

O termo de consentimento deverá ser escrito, com expressa manifestação de vontade, assinado, após informação dos riscos da cirurgia, efeitos colaterais, dificuldade de reversão e opções de contracepção reversíveis existentes.

É possível a cirurgia em casos de riscos de vida da mulher ou do futuro feto, mesmo sem outros pré-requisitos, testemunhando em relatório escrito, assinado por dois médicos.

É vedada a laqueadura tubária (de trompa) em mulher durante período de parto ou até o 42º dia do pós-parto ou abortamento, exceto nos casos de comprovada necessidade, por cesarianas sucessivas anteriores, ou quando a mulher for portadora de doença de base, sendo que a exposição a outro ato cirúrgico ou anestésico poderia representar mais risco para sua saúde. Neste caso, a indicação deverá ser fundamentada em relatório escrito e assinado por 2 (dois) médicos, além do expresso consentimento materno.

O médico deverá seguir rigorosamente a Lei 9.263/96, pois, por não-cumprimento, estará sujeito à pena de reclusão de 2 (dois) a 8 (oito) anos e multa, podendo a pena ser aumentada em um terço se a esterilização for praticada durante a gestação, parto e puerpério ou se a esterilização não for voluntária em indivíduo civilmente capaz.

Tal assunto é abordado na Publicação do CREMESP: Ética em Ginecologia e Obstetrícia, 3ª edição, 2004.

Os seguintes artigos do Código de Ética Médica também relacionam-se à questão: artigos 28, 42, 43 e 67.

27

Das Provas

Na instauração de um processo para apurar erro médico, deverão ser obtidas provas, sendo relevantes para a questão, os artigos abaixo:

Código de Processo Civil
Das provas
Das disposições gerais
Art. 332 – Todos os meios legais, bem como os moralmente legítimos, ainda que não especificados neste Código, são hábeis para provar a verdade dos fatos, em que se funda a ação ou a defesa.

Código Civil
Artigo 212
Da prova
Salvo o negócio a que se impõe forma especial, o fato jurídico pode ser provado mediante:
- Confissão;
- Documento;
- Testemunha;
- Presunção;
- Perícia.

Código de Processo Penal
Da Prova
Disposições gerais
Art. 156 – A prova da alegação incumbirá a quem a fizer; mas o juiz poderá, no curso da instrução ou antes de proferir sentença, determinar, de ofício, diligências para dirimir dúvida sobre ponto relevante.

Art. 157 – O juiz formará sua convicção pela livre apreciação da prova.

Art. 158 – Quando a infração deixar vestígios, será indispensável o exame de corpo de delito, direto ou indireto, não podendo supri-lo a confissão do acusado.

Art. 159 – Os exames de corpo de delito e as outras perícias serão feitos por dois peritos oficiais.

Código de Processo Civil
Art. 334
Das provas
Não dependem de prova os fatos:
Notórios;
Afirmados por uma parte e confessados pela parte contrária;
Admitidos, no processo, como incontroversos;
Em cujo favor milita presunção legal de existência ou de veracidade.

Código de Processo Civil
Art. 333
Das provas
O ônus da prova incumbe:
I – Ao autor, quando ao fato constitutivo do seu direito;
II – Ao réu, quanto à existência de fato impeditivo, modificativo ou extintivo do direito do autor.
Parágrafo único. É nula a convenção que distribui de maneira diversa o ônus da prova quando:
I – Recair sobre direito indisponível da parte;
II – Tornar excessivamente difícil a uma parte o exercício do direito.

Caberá ao autor da ação o ônus de provar suas alegações no tocante a possível erro médico. Deverá ser provado que o profissional agiu com culpa (imprudência, imperícia ou negligência) ou dolo, pois sua responsabilidade é subjetiva (**Código de Defesa do Consumidor artigo 14, parágrafo 4°**).

Quando a responsabilidade for objetiva, no caso de hospitais, por exemplo, a vítima deverá provar apenas a existência do fato, o resultado danoso e o nexo causal.

Caberá à parte acionada apresentar provas que influenciem a seu favor.

São particularmente importantes como provas para ambas as partes, o depoimento pessoal do demandado, documentos de toda ordem, oitiva de testemunhas, perícias, gravação de imagens realizadas no ato cirúrgico, documentação de exames de diagnóstico por imagem, prontuário, relatório cirúrgico, laudos de exames rotineiros de laboratório, exames anatomopatológicos, microbiológicos, imunológicos, etc.

O médico em sua defesa, poderá provar que agiu com respaldo científico e capacidade profissional, sendo de capital importância suas anotações no prontuário ou ficha clínica do paciente. O consentimento informado escrito ou indicações indiretas de anuência do paciente com as intervenções realizadas também são relevantes.

A suposta vítima poderá pleitear a realização de provas periciais, inclusive antes do ajuizamento da ação, para demonstrar lesão do momento, por meio de ação cautelar para produção antecipada de provas (**artigos 846 a 851 do Código de Processo Civil**).

> **Código de Processo Civil:**
> **Art. 846** – A produção antecipada da prova pode consistir em interrogatório da parte, inquirição de testemunhas e exame pericial.
> **Art. 847** – Far-se-á o interrogatório da parte ou a inquirição das testemunhas antes da propositura da ação, ou na pendência desta, mas antes da audiência de instrução:
> I – se tiver de ausentar-se;
> II – se, por motivo de idade ou de moléstia grave, houver justo receio de que ao tempo da prova já não exista, ou esteja impossibilitada de depor.
> **Art. 848** – O requerente justificará sumariamente a necessidade da antecipação e mencionará com precisão os fatos sobre que há de recair a prova.
> **Parágrafo único.** Tratando-se de inquirição de testemunhas, serão intimados os interessados a comparecer à audiência em que prestará o depoimento.
> **Art. 849** – Havendo fundado receio de que venha a tornar-se impossível ou muito difícil a verificação de certos fatos na pendência da ação, é admissível o exame pericial.
> **Art. 850** – A prova pericial realizar-se-á conforme o disposto nos artigos 420 a 439.
> **Art. 851** – Tomando o depoimento ou feito exame pericial, os autos permanecerão em cartório, sendo lícito aos interessados solicitar as certidões que quiserem.

28

Falsificação, Corrupção, Adulteração ou Alteração de Produto Destinado a Fins Terapêuticos ou Medicinais

O médico, ao utilizar ou possuir em seu consultório ou clínica, quaisquer medicamentos, inclusive amostras grátis, deverá respeitar a legislação no que concerne ao registro, quando necessário, procedência legalizada, validade, conservação, etc.

O médico não pode comercializar produtos, podendo apenas cobrar honorários médicos pelas consultas e tratamento.

Código Penal
Art. 273 – Falsificar, corromper, adulterar ou alterar produto destinado a fins terapêuticos ou medicinais:
Pena – reclusão de 10 (dez) a 15 (quinze) anos, e multa.
§1º – Nas mesmas penas incorre quem importa, vende, expõe à venda, tem em depósito para vender ou, de qualquer forma, distribui ou entrega a consumo o produto falsificado, corrompido, adulterado ou alterado.
§1º A – Incluem-se entre os produtos a que se refere este artigo os medicamentos, as matérias-primas, os insumos farmacêuticos, os cosméticos, os saneantes e os de uso em diagnóstico.
§2º B – Está sujeito às penas deste artigo quem pratica as ações previstas no § 1º em relação a produtos em qualquer das seguintes condições:
I – Sem registro, quando exigível, no órgão de vigilância sanitária competente;
II – Em desacordo com a fórmula constante do registro previsto no inciso anterior;

III – Sem as características de identidade e qualidade admitidas para a sua comercialização;
IV – Com redução de seu valor terapêutico ou de sua atividade;
V – De procedência ignorada;
VI – Adquiridos de estabelecimento sem licença da autoridade sanitária competente.

Modalidade culposa
§ 2º – Se o crime é culposo
Pena – detenção de 1 (um) a 3 (três) anos e multa.

A Lei 9.695 de 20.08.98 classificou tais crimes como hediondos.

Art. 274 – Emprego de processo proibido ou de substância não permitida:
Empregar, no fabrico de produto destinado a consumo, revestimento, gaseificação artificial, matéria corante, substância aromática, anti-séptica, conservadora ou qualquer outra não expressamente permitida pela legislação sanitária:
Pena – reclusão de 1 (um) a 5 (cinco) anos e multa.

Art. 275 – Invólucro ou recipiente com falsa indicação:
Inculcar, em invólucro ou recipiente de produtos alimentícios, terapêuticos ou medicinais, a existência de substância que não se encontra em seu conteúdo ou que nele existe em quantidade menor que a mencionada:
Pena – reclusão de 1 (um) a 5 (cinco) anos e multa.

Art. 276 – Produto ou substância nas condições dois artigos anteriores:
Vender, expor à venda, ter em depósito para vender ou, de qualquer forma, entregar a consumo produto nas condições dos artigos 274 e 275:
Pena – reclusão de 1 (um) a 5 (cinco) anos e multa.

Art. 277 – Substância destinada à falsificação:
Vender, expor à venda, ter em depósito ou ceder substância destinada à falsificação de produtos alimentícios, terapêuticos ou medicinais:
Pena – reclusão de 1 (um) a 5 (cinco) anos e multa.

Art. 278 – Outras substâncias nocivas à saúde pública:
Fabricar, vender, expor à venda, ter em depósito para vender ou, de qualquer forma, entregar a consumo coisa ou substância nociva à saúde, ainda que não destinada à alimentação ou a fim medicinal:
Pena – detenção de 1 (um) a 3 (três) anos e multa.

29

Seguro de Prática Médica (Seguro de Responsabilidade Profissional)

É natural e esperado o crescimento do setor de seguros destinados a médicos e hospitais, em analogia ao que ocorre, há muitos anos, em outros países. Corresponde ao reflexo do crescente número de ações contra médicos.

O seguro garantirá ao médico e/ou hospital o pagamento de eventual indenização ao paciente-vítima, para cumprimento de sentença judicial transitada em julgado.

É uma maneira de o médico proteger seu patrimônio.

Embora não seja o ideal, pois o seguro traz malefícios à relação médico-paciente, seu advento parece inevitável, principalmente em especialidades de maior risco, tais como as cirúrgicas, destacando-se a cirurgia plástica, obstetrícia, oftalmologia, ortopedia, etc.

A função do seguro de prática médica é a de cobrir indenizações decorrentes de erro médico comprovado.

Nos contratos de seguro pode ser incluída cláusula que estipule certa participação pecuniária do segurado no pagamento de eventual indenização.

Suas possíveis vantagens e conseqüências benéficas seriam:
- Garantia para médicos e hospitais;
- Garantia para a família do paciente;
- Inibir condutas antiéticas;

- Estimular a melhor formação médica;
- Estimular a diligência e cuidados pelo médico;
- Estimular melhores condições de atendimento.

Suas principais desvantagens seriam:

- Aumentar custo do serviço médico;
- Fomentar maior número de ações judiciais;
- Prejudicar a relação médico-paciente;
- Aumentar número de exames complementares.

30

Prontuário Médico – Segredo Médico – Acesso ao Prontuário

O médico está sujeito ao Código de Ética e à Justiça (Código Civil e Código Penal), devendo o bom senso prevalecer em cada situação que possa surgir.

Os artigos abaixo esclarecem a matéria.

Código de Ética Médica
Segredo Médico
Art. 69 – Relação com pacientes e familiares
É vedado ao médico:
Deixar de elaborar prontuário médico para cada paciente.

Código de Ética Médica
Segredo Médico
É vedado ao médico:
Art. 102 – Revelar fato de que tenha conhecimento em virtude do exercício de sua profissão, salvo por justa causa, dever legal ou autorização expressa do paciente.
Parágrafo único. Permanece essa proibição:
A) Mesmo que o fato seja de conhecimento público ou que o paciente tenha falecido.
B) Quando do depoimento como testemunha. Nesta hipótese o médico comparecerá perante a autoridade e declarará seu impedimento.

Código de Ética Médica

É vedado ao médico:
Art. 103 – Revelar segredo profissional referente a paciente menor de idade, inclusive a seus pais ou responsáveis legais, desde que o menor tenha capacidade de avaliar seu problema e de conduzir-se por seus próprios meios para solucioná-lo, salvo quando a não-revelação possa acarretar danos ao paciente.

O artigo 103 do Código de Ética Médica dá margem a dúvidas, pois dependendo do problema, o médico deveria discuti-lo com os pais ou responsáveis pelo menor, inclusive para precaver-se de processo judicial pela omissão, se esta puder causar algum dano.

Art. 109 – Deixar de guardar o segredo profissional na cobrança de honorários por meio judicial ou extrajudicial.

Código de Ética Médica
Artigo 11
Princípios Fundamentais:
O médico deve manter sigilo quanto às informações confidenciais de que tiver conhecimento no desempenho de suas funções.
O mesmo se aplica ao trabalho em empresas, exceto nos casos em que seu silêncio prejudique ou ponha em risco a saúde do trabalhador ou da comunidade.

O artigo 154 do Código Penal aborda e penaliza a revelação do segredo:

Art. 154 – Revelar a alguém, sem justa causa, segredo, de que tem ciência em razão da função, ministério, ofício ou profissão, e cuja revelação possa produzir dano a outrem:
Pena – detenção de 3 (três) meses a 1 (um) ano, ou multa.
Parágrafo único. Somente se procede mediante representação.

Há eventualidades em que o médico tem o dever legal de comunicar determinado fato às autoridades competentes, para apuração, respaldado pelo **artigo 102 e artigo 11 do Código de Ética Médica**, em benefício da sociedade.

Só deve ser considerada quebra de sigilo quando o fornecimento da informação tiver o cunho da leviandade gerando injustiça para o paciente.

A instituição do **habeas data** na Constituição Federal possibilita ao interessado obter quaisquer informações existentes sobre sua pessoa, inclusive em prontuários médicos.

> **Artigo 5, inciso LXXXII, alínea a da Constituição Federal:**
> Conceder-se-á habeas data:
> a) Para assegurar o conhecimento de informações relativas à pessoa do impetrante, constantes de registros em banco de dados de entidades governamentais ou de caráter público.

Além disso, o Código de Defesa do Consumidor estabeleceu a necessidade de prestação de informações relativas a serviços e produtos, logicamente abrangendo a área de saúde.

A Resolução 1.331/89 do Conselho Regional de Medicina estipula:

> **Art. 1º** – O prontuário médico é documento de manutenção permanente pelos estabelecimento de saúde.
>
> **Art. 2º** – Após decorrido prazo não inferior a 10 (dez) anos, a fluir da data do último registro do atendimento do paciente, o prontuário pode ser substituído por métodos de registro, capazes de assegurar a restauração plena das informações nelas contidas.

É discutível se o termo "prontuário" abrangeria a ficha médica (ficha clínica) do consultório médico ou se "prontuário" refere-se exclusivamente aos documentos hospitalares do paciente.

> **Código de Ética Médica**
> Art. 70 – Relação com médicos e familiares
> É vedado ao médico:
> Negar ao paciente acesso a seu prontuário médico, ficha clínica ou similar, bem como deixar de dar explicações necessárias à sua compreensão, salvo quando ocasionar riscos para o paciente ou para terceiros.

> **Código Civil**
> Art. 229 – Ninguém pode ser obrigado a depor sobre fato:
> A cujo respeito, por estado ou profissão, deva guardar segredo;
> A que não possa responder sem desonra própria, de seu cônjuge, parente em grau sucessível, ou amigo íntimo;
> Que o exponha, ou às pessoas referidas no inciso antecedente, a perigo de vida, de demanda, ou de dano patrimonial imediato.

Requisição de Prontuário pela Autoridade Judiciária

O Conselho Federal de Medicina aprovou em 15/09/00, a Resolução nº 165 publicada em 29/09/00 no Diário Oficial da União.

A referida Resolução do Conselho Federal de Medicina em seu artigo 4º, diz:

> Se na instrução de processo criminal, for requisitada, por autoridade judiciária competente, a apresentação do conteúdo do prontuário ou da ficha médica, o médico disponibilizará os documentos ao perito nomeado pelo juiz, para que neles seja realizada perícia restrita aos fatos em questionamento.

Esta Resolução procura disciplinar os **artigos 11 e 102 do Código de Ética Médica**, estabelecendo normas para o sigilo de prontuário.

Nos crimes de ação penal pública incondicionada, particularmente os crimes contra a vida, nas quais o objeto jurídico é a vida humana, o médico ou o hospital deveriam fornecer as informações requisitadas pelas autoridades públicas, pois o interesse da sociedade prevalece.

A autoridade judiciária pode requisitar informações, baseado nos **artigos 130, 339, 341, 362 e 1.107 do Código do Processo Civil e do artigo 234 do Código do Processo Penal.**

> **Código de Processo Civil**
>
> **Art. 130** – Caberá ao juiz, de ofício ou a requerimento da parte, determinar as provas necessárias à instrução do processo, indeferindo as diligências inúteis ou meramente protelatórias.
>
> **Art. 339** – Ninguém se exime do dever de colaborar com o Poder Judiciário para o descobrimento da verdade.
>
> **Art. 341** – Compete ao terceiro, em relação a qualquer pleito:
> I – informar ao juiz os fatos e as circunstâncias, de que tenha conhecimento;
> II – exibir coisa ou documento, que esteja em seu poder.
>
> **Art. 362** – Se o terceiro, sem justo motivo, se recusar a efetuar a exibição, o juiz lhe ordenará que proceda ao respectivo depósito em cartório ou noutro lugar designado, no prazo de 5 (cinco) dias, impondo ao requerente que o reembolse das despesas que tiver; se o terceiro descumprir a ordem, o juiz expedirá mandado de apreensão, requisitando, se necessário, força policial, tudo sem prejuízo da responsabilidade por crime de desobediência.
>
> **Art. 1.107** – Os interessados podem produzir as provas destinadas a demonstrar as suas alegações; mas ao juiz é lícito investigar livremente os fatos e ordenar de ofício a realização de quaisquer provas.

Código do Processo Penal
Art. 234 – Se o juiz tiver notícia da existência de documento relativo a ponto relevante da acusação ou da defesa, providenciará, independentemente de requerimento de qualquer das partes, para sua juntada aos autos, se possível.

O Ministério Público poderá pedir informações com amparo na Constituição Federal (Art. 129, VI), no artigo 8 da lei complementar 75/93 e no artigo 201 § 4° do ECA.
Constituição Federal:
Art. 129, VI – São funções institucionais do Ministério Público:
Expedir notificações nos procedimentos administrativos de sua competência, requisitando informações e documentos para instruí-los, na forma da lei complementar respectiva.

O cumprimento da requisição judicial poderá ser justificado pelo próprio artigo 102 do Código de Ética Médica, que prevê a justa causa e o dever legal para a revelação.

Artigo 330
Desobediência
Desobedecer a ordem legal de funcionário público.
Pena – detenção de 15 (quinze) dias a 6 (seis) meses e multa.

O médico, ao receber requisição da autoridade competente para o envio do prontuário do paciente, deverá agir com bom senso, solicitando que o documento seja mantido em segredo de justiça, de acordo com o caso, ou que seja examinado apenas por perito nomeado pelo juiz. Desta forma, afastará eventual crime de desobediência e estará de acordo com a **Resolução n° 1.605/2000 do Conselho Federal de Medicina.**

RESOLUÇÃO CFM n° 1.605/2000

O Conselho Federal de Medicina, no uso das atribuições conferidas pela Lei n° 3.268, de 30 de setembro de 1957, regulamentada pelo Decreto n° 44.045, de 19 de julho de 1958, e
CONSIDERANDO o disposto no artigo 154 do Código Penal Brasileiro e no artigo 66 da Lei das Contravenções Penais;
CONSIDERANDO a força de lei que possuem os artigos 11 e 102 do Código de Ética Médica, que vedam ao médico a revelação de fato de que venha a ter conhecimento em virtude da profissão, salvo justa causa, dever legal ou autorização expressa do paciente;

CONSIDERANDO que o sigilo médico é instituído em favor do paciente, o que encontra suporte na garantia insculpida no artigo 5º, inciso X, da Constituição Federal;

CONSIDERANDO que o "dever legal" se restringe à ocorrência de doenças de comunicação obrigatória, de acordo com o disposto no artigo 269 do Código Penal, ou à ocorrência de crime de ação penal pública incondicionada, cuja comunicação não exponha o paciente a procedimento criminal conforme os incisos I e II do artigo 66 da Lei de Contravenções Penais;

CONSIDERANDO que a lei penal só obriga a "comunicação", o que não implica a remessa da ficha ou prontuário médico;

CONSIDERANDO que a ficha ou prontuário médico não inclui apenas o atendimento específico, mas toda a situação médica do paciente, cuja revelação poderia fazer com que o mesmo sonegasse informações, prejudicando seu tratamento;

CONSIDERANDO a freqüente ocorrência de requisições de autoridades judiciais, policiais e do Ministério Público relativamente a prontuários médicos e fichas médicas;

CONSIDERANDO que é ilegal a requisição judicial de documentos médicos quando há outros meios de obtenção da informação necessária como prova;

CONSIDERANDO o parecer CFM nº 22/2000;

CONSIDERANDO o decidido em Sessão Plenária de 15/09/00,

RESOLVE:

Art. 1º – O médico não pode, sem o consentimento do paciente, revelar o conteúdo do prontuário ou ficha médica.

Art. 2º – Nos casos do artigo 269 do Código Penal, onde a comunicação de doença é compulsória, o dever do médico restringe-se exclusivamente a comunicar tal fato à autoridade competente, sendo proibida a remessa do prontuário médico do paciente.

Art. 3º – Na investigação da hipótese de cometimento de crime o médico está impedido de revelar segredo que possa expor o paciente a processo criminal.

Art. 4º – Se na instrução de processo criminal for requisitada, por autoridade judiciária competente, a apresentação do conteúdo do prontuário ou da ficha médica, o médico disponibilizará os documentos ao perito nomeado pelo juiz, para que neles seja realizada perícia restrita aos fatos em questionamento.

Art. 5º – Se houver autorização expressa do paciente, tanto na solicitação como em documento diverso, o médico poderá encaminhar a ficha ou prontuário médico diretamente à autoridade requisitante.

Art. 6º – O médico deverá fornecer cópia da ficha ou do prontuário médico desde que solicitado pelo paciente ou requisitado pelos Conselhos Federal ou Regional de Medicina.

Art. 7º – Para sua defesa judicial, o médico poderá apresentar a ficha ou prontuário médico à autoridade competente, solicitando que a matéria seja mantida em segredo de justiça.

Art. 8º – Nos casos não previstos nesta resolução e sempre que houver conflito no tocante à remessa ou não dos documentos à autoridade requisitante, o médico deverá consultar o Conselho de Medicina, onde mantém sua inscrição, quanto ao procedimento a ser adotado.

Art. 9º – Ficam revogadas as disposições em contrário, em especial a Resolução CFM nº 999/80.

Brasília – DF, 15 de setembro de 2.000.
EDSON DE OLIVEIRA ANDRADE
Presidente
RUBENS DOS SANTOS SILVA
Secretário-Geral

31

Publicidade Médica e Internet

A publicidade médica, seja pelos meios usuais de comunicação, pela internet, por placas, cartazes, impressos, etc., deverá obedecer ao Manual da Comissão de Divulgação de Assuntos Médicos do Conselho Regional de Medicina ou o respectivo Conselho deverá ser diretamente consultado.

A divulgação de especialidade deverá estar de acordo com Resolução específica do Conselho Federal de Medicina, conforme foi explicado no Capítulo II

Em anúncios de Clínicas e Hospitais, deverão constar nome e número do CRM do médico responsável.

Constituem infrações éticas: promoções no valor de consultas e cirurgias, pleitear exclusividade de métodos diagnósticos e terapêuticos, fazer propaganda de determinado produto em troca de vantagem econômica.

Estimular sensacionalismo, prometendo cura de doenças; divulgar práticas e/ou alternativas, sem reconhecimento científico. O Código de Ética Médica, em seu **artigo 104**, determina:

> É vedado ao médico: fazer referência a casos clínicos identificáveis, exibir pacientes ou seus retratos em anúncios profissionais ou na divulgação de assuntos médicos em programas de rádio, televisão ou cinema, e em artigos, entrevistas ou reportagens em jornais, revistas ou outras publicações leigas.

Se o tema exigir fotografia que permita a identificação, por exemplo, lesão facial ou sua correção, o paciente deverá fornecer autorização por escrito, mesmo em publicações científicas.

São inúmeras as dúvidas e questões levantadas sobre consultas médicas "on line", responsabilidade do médico que possui "site" na Internet, sigilo, confiabilidade de informações, publicidade, transmissão de exames pela Internet, etc.

Por este motivo, o Conselho Regional de Medicina de São Paulo (CREMESP) publicou a Resolução nº 097/2001, no Diário Oficial do Estado de São Paulo de 09 de março de 2001 e como anexos, o Manual de Princípios Éticos para "sites" de Medicina e Saúde na Internet.

O texto da resolução e seu anexo encontra-se abaixo, integralmente, pela importância e atualidade do tema e que poderá servir de subsídios não só para os médicos atuantes no Estado de São Paulo, mas para os de todo o Brasil.

RESOLUÇÃO CREMESP nº 97, de 20 de fevereiro de 2001.
Diário Oficial do Estado; Poder Executivo, São Paulo, SP, n. 45, 9 mar. 2001. Seção 1.

O CONSELHO REGIONAL DE MEDICINA DO ESTADO DE SÃO PAULO, no uso das atribuições que lhe conferem a Lei nº 3.268/57, de 30 de setembro de 1957, regulamentada pelo Decreto nº 44.045/58, de 19 de julho de 1958, e

CONSIDERANDO que compete aos Conselhos Regionais de Medicina a fiscalização do exercício profissional da Medicina conforme dispõe o artigo 15, letra "c" do referido diploma legal;

CONSIDERANDO que compete aos Conselhos Regionais de Medicina promover, por todos os meios ao seu alcance, o perfeito desempenho técnico e moral dos profissionais que exercem a Medicina, conforme dispõe o artigo 15, letra "h", da Lei n º 3.268/57;

CONSIDERANDO a necessidade de organizar e regulamentar a fiscalização da prática da Medicina, em quaisquer de suas formas, meios, especialidades e locais de trabalho;

CONSIDERANDO que a Internet veicula informações, oferece serviços e vende produtos que têm impacto direto na saúde e na vida do cidadão;

CONSIDERANDO que não existe legislação específica para regulamentar o uso da Internet ou o comércio eletrônico no Brasil, o que torna necessário o incentivo à auto-regulamentação do setor para estabelecimento de padrões mínimos de qualidade, segurança e confiabilidade dos sites de Medicina e Saúde;

CONSIDERANDO o decidido na 2570ª Sessão Plenária realizada em 20/02/2001,

RESOLVE:

Art. 1º – O usuário da Internet, na busca de informações, serviços ou produtos de saúde on-line, tem o direito de exigir das organizações e indivíduos responsáveis pelos sites:

1) transparência;
2) honestidade;
3) qualidade;
4) consentimento livre e esclarecido;
5) privacidade;
6) ética Médica;
7) responsabilidade e procedência.

Art. 2º – Os médicos e instituições de saúde registrados no CREMESP ficam obrigados a adotar o Manual de Princípios Éticos para Sites de Medicina e Saúde na Internet (anexo) para efeito de idealização, registro, criação, manutenção, colaboração e atuação profissional em Domínios, Sites, Páginas, ou Portais sobre Medicina e Saúde na Internet.

Art. 3º – O Manual de Princípios Éticos para Sites de Medicina e Saúde na Internet se constitui em anexo, fazendo parte integrante desta Resolução.

Art. 4º – Esta Resolução entrará em vigor na data de sua publicação, sendo estipulado o prazo de 6 (seis) meses para que os sites de autoria ou parceria de médicos e instituições de saúde registrados no CREMESP se adequem a esta norma.

São Paulo, 20 de fevereiro de 2001.
Dra. Regina Ribeiro Parizi Carvalho
Presidente

ANEXO I

RESOLUÇÃO 097/2001

MANUAL DE PRINCÍPIOS ÉTICOS PARA SITES DE MEDICINA E SAÚDE NA INTERNET

A veiculação de informações, a oferta de serviços e a venda de produtos médicos na Internet têm o potencial de promover a saúde, mas também podem causar danos a internautas, usuários e consumidores.

As organizações e os indivíduos responsáveis pela criação e manutenção dos sites de Medicina e Saúde devem oferecer conteúdo fidedigno, correto e de alta qualidade, protegendo a privacidade dos cidadãos e respeitando as normas regulamentadoras do exercício ético profissional da Medicina.

O CREMESP define a seguir princípios éticos norteadores de uma política de auto-regulamentação e critérios de conduta dos sites de Saúde e Medicina na Internet.

1. Transparência

Deve ser transparente e pública toda informação que possa interferir na compreensão das mensagens veiculadas ou no consumo dos serviços e produtos oferecidos pelos sites com conteúdo de Saúde e Medicina.

Deve estar claro o propósito do site se é apenas educativo, ou se tem fins comerciais na venda de espaço publicitário, produtos, serviços, atenção médica personalizada, assessoria ou aconselhamento.

É obrigatória a apresentação dos nomes do responsável, mantenedor e patrocinadores diretos ou indiretos do site.

2. Honestidade

Muitos sites de Saúde estão a serviço exclusivamente dos patrocinadores, geralmente empresas de produtos e equipamentos médicos, além da indústria farmacêutica que, em alguns casos, interferem no conteúdo e na linha editorial, pois estão interessados em vender os produtos.

A verdade deve ser apresentada sem que haja interesses ocultos. Deve estar claro quando o conteúdo educativo ou científico divulgado (afirmações sobre a eficácia, efeitos, impactos ou benefícios de produtos ou serviços de saúde) tiver o objetivo de publicidade, promoção e venda, conforme Resolução CFM Nº 1.595/2000.

3. Qualidade

A informação de saúde apresentada na Internet deve ser exata, atualizada, de fácil entendimento, em linguagem objetiva e cientificamente fundamentada. Da mesma forma, produtos e serviços devem ser apresentados e descritos com exatidão e clareza. Dicas e aconselhamentos em Saúde devem ser prestados por profissionais qualificados, com base em estudos, pesquisas, protocolos, consensos e prática clínica.

Os sites com objetivo educativo ou científico devem garantir autonomia e independência de sua política editorial e de suas práticas, sem vínculo ou interferência de eventuais patrocinadores.

Deve estar visível a data da publicação ou da revisão da informação, para que o usuário tenha certeza da atualidade do site. Os sites devem citar todas as fontes utilizadas para as informações, o critério de seleção de conteúdo e a política editorial do site, com destaque para nome e contato com os responsáveis.

4. Consentimento livre e esclarecido

Quaisquer dados pessoais somente podem ser solicitados, arquivados, usados e divulgados com o expresso consentimento livre e esclarecido dos usuários, que devem ter clareza sobre o pedido de informações: quem coleta, reais motivos, como será a utilização e compartilhamento dos dados.

Os sites devem declarar se existem riscos potenciais à privacidade da informação dos usuários, se existem arquivos para "espionagem" dos passos do internauta na Rede, que registra as páginas ou os serviços que visitou, nome, endereço eletrônico, dados pessoais sobre saúde, compras on line, etc.

5. Privacidade

Os usuários da Internet têm o direito à privacidade sobre dados pessoais e de saúde. Os sites devem deixar claro os mecanismos de armazenamento e segurança, para evitar o uso indevido de dados, através de códigos, contra-senhas, software e certificados digitais de segurança apropriados para todas as transações que envolvam informações médicas ou financeiras pessoais do usuário.

Devem ter acesso ao arquivo de dados pessoais, para fins de cancelamento ou atualização dos registros.

6. Ética Médica

Os profissionais médicos e as instituições de Saúde registradas no CREMESP que mantêm sites na Internet, devem obedecer aos mesmos códigos e às normas éticas regulamentadoras do exercício profissional convencional. Se a ação, omissão, conduta inadequada, imperícia, negligência ou imprudência de um médico, via Internet, produzir dano à vida ou agravo à saúde do indivíduo, o profissional responderá pela infração ética junto ao Conselho de Medicina. São penas disciplinares aplicáveis após tramitação de processo e julgamento: advertência confidencial; censura confidencial; censura pública em publicação oficial; suspensão do exercício profissional por 30 (trinta) dias e cassação do exercício profissional.

7. Responsabilidade e Procedência

Alguém ou alguma instituição tem que se responsabilizar, legal e eticamente, por informações, produtos e serviços de Medicina e Saúde divulgadas na Internet. As informações devem utilizar, como fontes profissionais, entidades, universidades, órgãos públicos e privados e instituições reconhecidamente qualificadas.

Deve estar explícito aos usuários quem são e como contatar os responsáveis pelo site e os proprietários do domínio. Tais informações também podem ser obtidas pelo usuário com uma consulta/pesquisa junto ao site da FAPESP (www.registro.br), responsável pelos registros de domínios no Brasil.

O site deve manter ferramentas que possibilitem ao usuário emitir opinião, queixa ou dúvida. As respostas devem ser fornecidas da forma mais ágil e apropriada possível.

É obrigatória a identificação dos médicos que atuam na Internet, com nome e registro no Conselho Regional de Medicina do Estado de São Paulo.

APROVADA NA 2570ª SESSÃO PLENÁRIA, REALIZADA EM 20/02/2001
Diário Oficial do Estado; Poder Executivo, São Paulo, SP, n. 45, 9 mar. 2001. Seção 1

Parecer

A partir de situações concretas, dúvidas e reclamações encaminhadas por médicos e usuários, o CREMESP aprovou um parecer, com posicionamentos sobre os seguintes tópicos

1. Consultas médicas e orientações em saúde

A informação médica via Internet pode complementar, mas nunca substituir a relação pessoal entre o paciente e o médico. A Internet pode ser uma ferramenta útil, veiculando informações e orientações de saúde genéricas, de caráter educativo, abordando a prevenção de doenças, promoção de hábitos saudáveis, bem-estar, cuidados pessoais, nutrição, higiene, qualidade de vida, serviços, utilidade pública e solução de problemas de saúde coletiva.

Pelas suas limitações, não deve ser instrumento para consultas médicas, diagnóstico clínico, prescrição de medicamentos ou tratamento de doenças e problemas de saúde. A consulta pressupõe diálogo, avaliação do estado físico e mental paciente, sendo necessário aconselhamento pessoal antes e depois qualquer exame ou procedimento médico.

O Código de Ética Médica vigente, promulgado em 1988, disciplina que é vedado ao médico:

Art. 62 – Prescrever tratamento ou outros procedimentos sem exame direto do paciente, salvo em casos de urgência e impossibilidade comprovada de realizá-lo, devendo, nesse caso, fazê-lo imediatamente cessado o impedimento e artigo 134 – Dar consulta, diagnóstico ou prescrição por intermédio de qualquer veículo de comunicação de massa.

O site deve detalhar e advertir sobre as limitações de cada intervenção ou interação médica on-line. O profissional envolvido deve estar habilitados para exercício da medicina, registrado no CRM e sujeito à fiscalização. Os usuários devem ser orientados a procurar uma avaliação pessoal em seguida com médico de sua confiança.

As clínicas, hospitais e consultórios podem usar a Internet para agendamento e marcação de consultas via e-mail.

Já a realização de consultas on-line por indivíduo não médico caracteriza exercício ilegal da medicina e charlatanismo, cabendo denúncia e punição pelo poder Judiciário.

2. Venda de medicamentos, produtos e serviços de saúde on-line

Os produtos de saúde incluem medicamentos, equipamentos médicos, bens e insumos usados para o diagnóstico, tratamento das enfermidades e lesões ou para a prevenção, manutenção e recuperação da saúde.

Não é aconselhável a utilização de serviços de sites que vendem esses produtos (as "farmácias virtuais") e entregam a domicílio. Alguns chegam a comercializar produtos controlados, que necessitam de prescrição médica. Além disso, incentivam a automedicação irresponsável, através da informação parcial, muitas vezes prevalecendo interesse econômico que movimenta esses sites.

No caso das farmácias, não há regulamentação específica para funcionamento desses sites, que deveriam seguir as mesmas regras das drogarias convencionais, que necessitam de farmacêutico responsável, registro no Conselho Regional de Farmácia e alvará de funcionamento emitido pela Vigilância Sanitária.

A prescrição e venda de medicamentos pela Internet, sem exame clínico do paciente realizado por profissional habilitado deve ser denunciada ao Conselho Regional de Farmácia e à Vigilância Sanitária.

A oferta de serviços via Internet, como a venda de planos de saúde, deve receber especial atenção dos usuários, que não devem fechar contratos antes de pesquisa de mercado e contato pessoal com representante da empresa.

3. Simulações de procedimentos

A simulação de procedimentos médicos pela Internet não é recomendável. É o caso, por exemplo, da simulação de possíveis efeitos de uma cirurgia plástica (Ex.: como vai ficar o nariz ou queixo após a operação, etc.). Isso pode criar falsas expectativas e ilusões, causando insatisfação futura no paciente, caracterizando falta ética a promessa de resultados que não há certeza de que serão cumpridos em função da resposta individual de cada organismo à terapêutica utilizada.

O recurso de simulação de caso, quando utilizado, deve esclarecer sua finalidade e limitações. Por exemplo: questionários para verificar se o usuário está potencialmente exposto ao risco de adquirir determinada patologia de potencialidade de patologias como diabetes, câncer, obesidade. Deve ser acompanhado de avaliação médica pessoal.

4. Transmissão de imagens

Também é considerado procedimento antiético a transmissão de cirurgias, em tempo real ou não, em sites dirigidos ao público leigo, com a intenção de promover o sensacionalismo e aumentar a audiência.

A exposição pública de pacientes, através de fotos e imagens, é considerada antiética pelo Cremesp. Conforme o Código de Ética Médica (Art. 104) é vedado ao médico "fazer referência a casos clínicos identificáveis, exibir pacientes ou seus retratos em anúncios profissionais ou na divulgação de assuntos médicos".

A exceção vale para o uso da Internet em telemedicina, voltada à atualização e reciclagem profissional do médico, a exemplo das videoconferências, educação e monitoramento a distância. Nestes casos, devem existir mecanismos (senhas e outros dispositivos) que impeçam o acesso do público leigo às imagens ou informações, que só podem identificar o paciente mediante consentimento esclarecido do mesmo para este fim.

5. Envio de exames e prontuários médicos

Procedimento cada vez mais comum é o envio de resultado de exames diagnósticos (radiografias, exames de sangue, de urina e outros) pela Internet. Para evitar a quebra de sigilo e de privacidade, quem envia as informações deve tomar precauções técnicas adicionais, como o uso de criptografia ou de servidores especiais que barram a entrada de quem não está autorizado.

O paciente que recebe o exame por e-mail deve estar atento para que ninguém, além do seu médico, tenha acesso à correspondência. O exame deve ser interpretado somente na presença do médico.

Da mesma forma, os prontuários eletrônicos, que armazenam dados sobre os pacientes em clínicas, hospitais e laboratórios de análises clínicas devem estar protegidos contra eventuais quebras de sigilo.

6. Publicidade médica

Os médicos estão obrigados a seguir a regulamentação legal no que concerne à publicidade e marketing definidas no Manual da Comissão de Divulgação de Assuntos Médicos do Cremesp.

Poderá ser punido pelo CRM o médico que utilizar a Internet para autopromoção no sentido de aumentar sua clientela; fazer concorrência desleal, como promoção no valor de consultas e cirurgias; pleitear exclusividade de métodos diagnósticos ou terapêuticos; fazer propaganda de determinado produto, equipamento ou medicamento, em troca de vantagem econômica oferecida por empresas ou pela indústria farmacêutica.

Também são consideradas infrações éticas graves estimular o sensacionalismo, prometendo cura de doenças para as quais a medicina ainda não possui recursos; e divulgar métodos, meios e práticas experimentais e/ou alternativas que não tenham reconhecimento científico de acordo com Resolução CFM 1609/2000.

Nos anúncios, pela Internet, de clínicas, hospitais e outros estabelecimentos deverão sempre constar o nome do médico responsável e o número de sua inscrição no CRM.

Denúncias e dúvidas sobre publicidade médica podem ser encaminhadas à Comissão de Divulgação de Assuntos Médicos (CODAME) do Conselho Regional de Medicina do Estado de São Paulo.

7. Responsabilidade de Terceiros

No caso de procedimentos ou conferências médicas realizadas usando os recursos da Internet – sempre com a solicitação ou o consentimento esclarecido do paciente – a responsabilidade do ato e da decisão é do médico assistente do paciente, sendo que os demais médicos envolvidos respondem solidariamente. No caso de cirurgias realizadas com uso de robótica e teleconferências, o médico que acompanha o paciente localmente responde por eventuais problemas que possam ser caracterizados como infrações éticas como negligência, imperícia e imprudência.

O paciente deve ser esclarecido sobre a identificação, as credenciais e os órgãos de fiscalização a que estão submetidos os profissionais envolvidos e sobre meios de acionar esses mecanismos de proteção da sociedade. No caso de segunda opinião ou procedimentos realizados via Internet por médicos de outros países o paciente deve ser informado sobre o nome, formas de contato, credenciais profissionais e o órgão de fiscalização profissional do país de origem do médico.

Referências Bibliográficas

CIANCI, Mirna. *O valor da reparação moral*. São Paulo: Saraiva, 2003.

CONSELHO Federal de Medicina. Publicações, pareceres, legislação, bioética. Disponível em: www.cfm.org.br.

CONSELHO Regional de Medicina do Estado de São Paulo. Publicações, pareceres, legislação, Jornal do CREMESP. Disponível em: www.cremesp.combr.

COUTINHO, Léo Meyer. *Código de Ética Médica comentado*. 2.ed. São Paulo: Saraiva, 1994.

COUTO FILHO, Antônio Ferreira; SOUZA, Alex Pereira. *A improcedência no suposto erro médico*. Rio de Janeiro: Lúmen Júris, 1999.

CRISTIÃO, Fernando Rosas (coord). *Ética em Ginecologia e Obstetrícia*. 3.ed. São Paulo. Conselho Regional de Medicina do Estado de São Paulo (CREMESP), 2004.

DINIZ, Maria Helena. *O estado atual do biodireito*. São Paulo: Saraiva, 2001.

MANUAL das Comissões de Ética Médica. São Paulo. Conselho Regional de Medicina do Estado de São Paulo, 2001.

MANUAL de orientação ao anestesiologista. Sociedade de Anestesiologista do Estado de São Paulo (SAESP) e Conselho Regional de Medicina do Estado de São Paulo (CREMESP). 3.ed. São Paulo, 2004.

MATIELO, Fabrício Zamprogna. *Responsabilidade civil do médico.* 2.ed. Porto Alegre: Sagra Luzzatto, 2001.

MORAES, Irany Novah. *Erro médico e a Justiça.* 5.ed. São Paulo: Editora Revista dos Tribunais, 2003.

NORMAS de Publicidade médica. Manual da Comissão de Divulgação de Assuntos Médicos (CODAME). Conselho Regional de Medicina do Estado de São Paulo (CREMESP), 2000.

SANTOS, Maria Celeste Cordeiro Leite (organizadora; vários autores). *Biodireito. Ciência da vida, os novos desafios.* São Paulo: Editora Revista dos Tribunais, 2001.

SEBASTIÃO, Jurandir. *Responsabilidade médica civil, criminal e ética.* 3.ed. Belo Horizonte: Livraria Del Rey, 2003.

SEVERO, Sérgio. *Os danos extrapatrimoniais.* São Paulo: Saraiva, 1996.

SILVA, Nereide Veloso. *Dano estético.* São Paulo: LTR, 2004.

SOUZA, Neri Tadeu Câmara. *Responsabilidade civil e penal do médico.* Campinas: LZN, 2003.

TEIXEIRA, Sálvio de Figueiredo (Organizador; vários autores). *Direito e Medicina. Aspectos Jurídicos da Medicina.* Belo Horizonte: Livraria Del Rey, 2000.

UDELSMANN, Artur. Responsabilidade civil, penal e ética dos médicos (revisão). *Rev. Assoc. Méd. Bras.* 48 (2): 172-82, 2002.

ANEXO I

Código de Ética Médica

Resolução CFM nº 1.246, de 8 de janeiro de 1988.
Diário Oficial da União; Poder Executivo, Brasília, DF, 26 jan. 1988. Seção 1, p. 1574-7.

Preâmbulo

I – O presente Código contém as normas éticas que devem ser seguidas pelos médicos no exercício da profissão, independentemente da função ou cargo que ocupem.

II – As organizações de prestação de serviços médicos estão sujeitas às normas deste Código.

III – Para o exercício da Medicina impõe-se a inscrição no Conselho Regional do respectivo Estado, Território ou Distrito Federal.

IV – A fim de garantir o acatamento e cabal execução deste Código, cabe ao médico comunicar ao Conselho Regional de Medicina, com discrição e fundamento, fatos de que tenha conhecimento e que caracterizem possível infrigência do presente Código e das Normas que regulam o exercício da Medicina.

V – A fiscalização do cumprimento das normas estabelecidas neste Código é atribuição dos Conselhos de Medicina, das Comissões de Ética, das autoridades da área de Saúde e dos médicos em geral.

VI – Os infratores do presente Código sujeitar-se-ão às penas disciplinares previstas em lei.

CAPÍTULO I
PRINCÍPIOS FUNDAMENTAIS

Art. 1° – A Medicina é uma profissão a serviço da saúde do ser humano e da coletividade e deve ser exercida sem discriminação de qualquer natureza.

Art. 2° – O alvo de toda a atenção do médico é a saúde do ser humano, em benefício da qual deverá agir com o máximo de zelo e o melhor de sua capacidade profissional.

Art. 3° – A fim de que possa exercer a Medicina com honra e dignidade, o médico deve ser boas condições de trabalho e ser remunerado de forma justa.

Art. 4° – Ao médico cabe zelar e trabalhar pelo perfeito desempenho ético da Medicina e pelo pretígio e bom conceito da profissão.

Art. 5° – O médico deve aprimorar continuamente seus conhecimentos e usar o melhor do progresso científico em benefício do paciente.

Art. 6° – O médico deve guardar absoluto respeito pela vida humana, atuando sempre em benefício do paciente. Jamais utilizará seus conhecimentos para gerar sofrimento físico ou moral, para o extermínio do ser humano, ou para permitir e acobertar tentativa contra sua dignidade e integridade.

Art. 7° – O médico deve exercer a profissão com ampla autonomia, não sendo obrigado a prestar serviços profissionais a quem ele não deseje, salvo na ausência de outro médico, em casos de urgência, ou quando sua negativa possa trazer danos irreversíveis ao paciente.

Art. 8° – O médico não pode, em qualquer circunstância, ou sob qualquer pretexto, renunciar à sua liberdade profissional, devendo evitar que quaisquer restrições ou imposições possam prejudicar a eficácia e correção de seu trabalho.

Art. 9° – A Medicina não pode, em qualquer circunstância, ou de qualquer forma, ser exercida como comércio.

Art. 10 – O trabalho do médico não pode ser explorado por terceiros com objetivos de lucro, finalidade política ou religiosa.

Art. 11 – O médico deve manter sigilo quanto às informações confidenciais de que tiver conhecimento no desempenho de suas funções. O Mesmo se aplica ao trabalho em empresas, exceto nos casos em que seu silêncio prejudique ou ponha em risco a saúde do trabalhador ou da comunidade.

Art. 12 – O médico deve buscar a melhor adequação do trabalho ao ser humano e a eliminação ou controle dos riscos inerentes ao trabalho.

Art. 13 – O médico deve denunciar às autoridades competentes quaisquer formas de poluição ou deterioração do meio ambiente, prejudiciais à saúde e à vida.

Art. 14 – O médico deve empenhar-se para melhorar as condições de saúde e os padrões dos serviços médicos e assumir sua parcela de responsabilidade em relação à saúde pública, à educação sanitária e à legislação referente à saúde.

Art. 15 – Deve o médico ser solidário com os movimentos de defesa da dignidade profissional, seja por remuneração condigna, seja por condições de trabalho compatíveis com o exercício ético-profissional da Medicina e seu aprimoramento técnico.

Art. 16 – Nenhuma disposição estatutária ou regimental de hospital, ou instituição pública, ou privada poderá limitar a escolha, por parte do médico, dos meios a serem postos em prática para o estabelecimento do diagnóstico e para a execução do tratamento, salvo quando em benefício do paciente.

Art. 17 – O médico investido em função de direção tem o dever de assegurar as condições mínimas para o desempenho ético-profissional da Medicina.

Art. 18 – As relações do médico com os demais profissionais em exercício na área de saúde devem basear-se no respeito mútuo, na liberdade e independência profissional de cada um, buscando sempre o interesse e o bem-estar do paciente.

Art. 19 – O médico deve ter, para com os colegas, respeito, consideração e solidariedade, sem, todavia, eximir-se de denunciar atos que contrariem os postulados éticos à Comissão de Ética da instituição em que exerce seu trabalho profissional e, se necessário, ao Conselho Regional de Medicina.

CAPÍTULO II
DIREITOS DO MÉDICO

É direito do médico:

Art. 20 – Exercer a Medicina sem ser discriminado por questões de religião, raça, sexo, nacionalidade, cor opção sexual, idade, condição social, opinião política, ou de qualquer outra natureza.

Art. 21 – Indicar o procedimento adequado ao paciente, observadas as práticas reconhecidamente aceitas e respeitando as normas legais vigentes no País.

Art. 22 – Apontar falhas nos regulamentos e normas das instituições em que trabalhe, quando as julgar indignas do exercício da profissão ou prejudiciais ao paciente, devendo dirigir-se, nesses casos, aos órgãos competentes e, obrigatoriamente, à Comissão de Ética e ao Conselho Regional de Medicina de sua jurisdição.

Art. 23 – Recusar-se a exercer sua profissão em instituição pública ou privada onde as condições de trabalho não sejam dignas ou possam prejudicar o paciente.

Art. 24 – Suspender suas atividades, individual ou coletivamente, quando a instituição pública ou privada para a qual trabalhe não oferecer condições mínimas para o exercício profissional ou não o remunerar condignamente, ressalvadas as situações de urgência e emergência, devendo comunicar imediatamente sua decisão ao Conselho Regional de Medicina.

Art. 25 – Internar e assistir seus pacientes em hospitais privados com ou sem caráter filantrópico, ainda que não faça parte do seu corpo clínico, respeitadas as normas técnicas da instituição.

Art. 26 – Requerer desagravo público ao Conselho Regional de Medicina quando atingido no exercício de sua profissão.

Art. 27 – Dedicar ao paciente, quando trabalhar com relação de emprego, o tempo que sua experiência e capacidade profissional recomendarem para o desempenho de sua atividade, evitando que o acúmulo de encargos ou de consultas prejudique o paciente.

Art. 28 – Recusar a realização de atos médicos que, embora permitidos por lei, sejam contrários aos ditames de sua consciência.

CAPÍTULO III
RESPONSABILIDADE PROFISSIONAL

É vedado ao médico:

Art. 29 – Praticar atos profissionais danosos ao paciente, que possam ser caracterizados como imperícia, imprudência ou negligência.

Art. 30 – Delegar a outros profissionais atos ou atribuições exclusivos da profissão médica.

Art. 31 – Deixar de assumir responsabilidade sobre procedimento médico que indicou ou do qual participou, mesmo quando vários médicos tenham assistido o paciente.

Art. 32 – Isentar-se de responsabilidade de qualquer ato profissional que tenha praticado ou indicado, ainda que este tenha sido solicitado ou consentido pelo paciente ou seu responsável legal.

Art. 33 – Assumir responsabilidade por ato médico que não praticou ou do qual não participou efetivamente.

Art. 34 – Atribuir seus insucessos a terceiros e a circunstâncias ocasionais, exceto nos casos em que isso possa ser devidamente comprovado.

Art. 35 – Deixar de atender em setores de urgência e emergência, quando for de sua obrigação fazê-lo, colocando em risco a vida de pacientes, mesmo respaldado por decisão majoritária da categoria.

Art. 36 – Afastar-se de suas atividades profissionais, mesmo temporariamente, sem deixar outro médico encarregado do atendimento de seus pacientes em estado grave.

Art. 37 – Deixar de comparecer a plantão em horário preestabelecido ou abandoná-lo sem a presença de substituto, salvo por motivo de força maior.

Art. 38 – Acumpliciar-se com os que exercem ilegalmente a Medicina, ou com profissionais ou instituições médicas que pratiquem atos ilícitos.

Art. 39 – Receitar ou atestar de forma secreta ou ilegível, assim como assinar em branco folhas de receituários, laudos, atestados ou quaisquer outros documentos médicos.

Art. 40 – Deixar de esclarecer o trabalhador sobre condições de trabalho que ponham em risco sua saúde, devendo comunicar o fato aos responsáveis, às autoridades e ao Conselho Regional de Medicina.

Art. 41 – Deixar de esclarecer o paciente sobre as determinantes sociais, ambientais ou profissionais de sua doença.

Art. 42 – Praticar ou indicar atos médicos desnecessários ou proibidos pela legislação do País.

Art. 43 – Descumprir legislação específica nos casos de transplantes de órgãos ou tecidos, esterilização, fecundação artificial e abortamento.

Art. 44 – Deixar de colaborar com as autoridades sanitárias ou infringir a legislação pertinente.

Art. 45 – Deixar de cumprir, sem justificativa, as normas emanadas dos Conselhos Federal e Regionais de Medicina e de atender às suas requisições administrativas, intimações ou notificações, no prazo determinado.

CAPÍTULO IV
DIREITOS HUMANOS

É vedado ao médico:

Art. 46 – Efetuar qualquer procedimento médico sem o esclarecimento e consentimento prévios do paciente ou de seu responsável legal, salvo iminente perigo de vida.

Art. 47 – Discriminar o ser humano de qualquer forma ou sob qualquer pretexto.

Art. 48 – Exercer sua autoridade de maneira a limitar o direito do paciente de decidir livremente sobre a sua pessoa ou seu bem-estar.

Art. 49 – Participar da prática de tortura ou de outras formas de procedimento degradantes, desumanas ou cruéis, ser conivente com tais práticas ou não as denunciar quando delas tiver conhecimento.

Art. 50 – Fornecer meios, instrumentos, substâncias ou conhecimentos que facilitem a prática de tortura ou outras formas de procedimentos degradantes, desumanas ou cruéis, em relação à pessoa.

Art. 51 – Alimentar compulsoriamente qualquer pessoa em greve de fome que for considerada capaz, física e mentalmente, de fazer juízo perfeito das possíveis conseqüências de sua atitude. Em tais casos, deve o médico fazê-la ciente das prováveis complicações do jejum prolongado e, na hipótese de perigo de vida iminente, tratá-la.

Art. 52 – Usar qualquer processo que possa alterar a personalidade ou a consciência da pessoa, com a finalidade de diminuir sua resistência física ou mental em investigação policial ou de qualquer outra natureza.

Art. 53 – Desrespeitar o interesse e a integridade de paciente, ao exercer a profissão em qualquer instituição na qual o mesmo esteja recolhido independentemente da própria vontade.

Parágrafo Único. Ocorrendo quaisquer atos lesivos à personalidade e à saúde física ou psíquica dos pacientes a ele confiados, o médico está obrigado a denunciar o fato à autoridade competente e ao Conselho Regional de Medicina.

Art. 54 – Fornecer meio, instrumento, substância, conhecimentos ou participar, de qualquer maneira, na execução de pena de morte.

Art. 55 – Usar da profissão para corromper os costumes, cometer ou favorecer crime.

CAPÍTULO V
RELAÇÃO COM PACIENTES E FAMILIARES

É vedado ao médico:

Art. 56 – Desrespeitar o direito do paciente de decidir livremente sobre a execução de práticas diagnósticas ou terapêuticas, salvo em caso de iminente perigo de vida.

Art. 57 – Deixar de utilizar todos os meios disponíveis de diagnóstico e tratamento a seu alcance em favor do paciente.

Art. 58 – Deixar de atender paciente que procure seus cuidados profissionais em caso de urgência, quando não haja outro médico ou serviço médico em condições de fazê-lo.

Art. 59 – Deixar de informar ao paciente o diagnóstico, o prognóstico, os riscos e objetivos do tratamento, salvo quando a comunicação direta ao mesmo possa provocar-lhe dano, devendo, nesse caso, a comunicação ser feita ao seu responsável legal.

Art. 60 – Exagerar a gravidade do diagnóstico ou prognóstico, ou complicar a terapêutica, ou exceder-se no número de visitas, consultas ou quaisquer outros procedimentos médicos.

Art. 61 – Abandonar paciente sob seus cuidados.

§ 1º – Ocorrendo fatos que, a seu critério, prejudiquem o bom relacionamento com o paciente ou o pleno desempenho profissional, o médico tem o direito de renunciar ao atendimento, desde que comunique previamente ao paciente ou seu responsável legal, assegurando-se da continuidade dos cuidados e fornecendo todas as informações necessárias ao médico que lhe suceder.

§ 2º – Salvo por justa causa, comunicada ao paciente ou ao a seus familiares, o médico não pode abandonar o paciente por ser este portador de moléstia crônica ou incurável, mas deve continuar a assisti-lo ainda que apenas para mitigar o sofrimento físico ou psíquico.

Art. 62 – Prescrever tratamento ou outros procedimentos sem exame direto do paciente, salvo em casos de urgência e impossibilidade comprovada de realizá-lo, devendo, nesse caso, fazê-lo imediatamente cessado o impedimento.

Art. 63 – Desrespeitar o pudor de qualquer pessoa sob seus cuidados profissionais.

Art. 64 – Opor-se à realização de conferência médica solicitada pelo paciente ou seu responsável legal.

Art. 65 – Aproveitar-se de situações decorrentes da relação médico/paciente para obter vantagem física, emocional, financeira ou política.

Art. 66 – Utilizar, em qualquer caso, meios destinados a abreviar a vida do paciente, ainda que a pedido deste ou de seu responsável legal.

Art. 67 – Desrespeitar o direito do paciente de decidir livremente sobre o método contraceptivo ou conceptivo, devendo o médico sempre esclarecer sobre a indicação, a segurança, a reversibilidade e o risco de cada método.

Art. 68 – Praticar fecundação artificial sem que os participantes estejam de inteiro acordo e devidamente esclarecidos sobre o procedimento.

Art. 69 – Deixar de elaborar prontuário médico para cada paciente.

Art. 70 – Negar ao paciente acesso a seu prontuário médico, ficha clínica ou similar, bem como deixar de dar explicações necessárias à sua compreensão, salvo quando ocasionar riscos para o paciente ou para terceiros.

Art. 71 – Deixar de fornecer laudo médico ao paciente, quando do encaminhamento ou transferência para fins de continuidade do tratamento, ou na alta, se solicitado.

CAPÍTULO VI
DOAÇÃO E TRANSPLANTE DE ÓRGÃOS E TECIDOS

É vedado ao médico:

Art. 72 – Participar do processo de diagnóstico da morte ou da decisão de suspensão dos meios artificiais de prolongamento da vida de possível doador, quando pertencente à equipe de transplante.

Art. 73 – Deixar, em caso de transplante, de explicar ao doador ou seu responsável legal, e ao receptor, ou seu responsável legal, em termos compreensíveis, os riscos de exames, cirurgias ou outros procedimentos.

Art. 74 – Retirar órgão de doador vivo, quando iterdito ou incapaz, mesmo com autorização de seu responsável legal.

Art. 75 – Participar direta ou indiretamente da comercialização de órgãos ou tecidos humanos.

CAPÍTULO VII
RELAÇÕES ENTRE MÉDICOS

É vedado ao médico:

Art. 76 – Servir-se de sua posição hierárquica para impedir, por motivo econômico, político, ideológico ou qualquer outro, que médico utilize as instalações e demais recursos da instituição sob sua direção, particularmente quando se trate da única existente no local.

Art. 77 – Assumir emprego, cargo ou função, sucedendo a médico demitido ou afastado em represália a atitude de defesa de movimentos legítimos da categoria ou da aplicação deste Código.

Art. 78 – Posicionar-se contrariamente a movimentos legítimos da categoria médica, com a finalidade de obter vantagens.

Art. 79 – Acobertar erro ou conduta antiética de médico.

Art. 80 – Praticar concorrência desleal com outro médico.

Art. 81 – Alterar prescrição ou tratamento de paciente, determinado por outro médico, mesmo quando investido em função de chefia ou de auditoria, salvo em situação de indiscutível conveniência para o paciente, devendo comunicar imediatamente o fato ao médico responsável.

Art. 82 – Deixar de encaminhar de volta ao médico assistente o paciente que lhe foi enviado para procedimento especializado, devendo, na ocasião, fornecer-lhe as devidas informações sobre o ocorrido no período em que se responsabilizou pelo paciente.

Art. 83 – Deixar de fornecer a outro médico informações sobre o quadro clínico do paciente, desde que autorizado por este ou seu responsável legal.

Art. 84 – Deixar de informar ao substituto o quadro clínico dos pacientes sob sua responsabilidade, ao ser substituído no final do turno de trabalho.

Art. 85 – Utilizar-se de sua posição hierárquica para impedir que seus subordinados atuem dentro dos princípios éticos.

CAPÍTULO VIII
REMUNERAÇÃO PROFISSIONAL

É vedado ao médico:

Art. 86 – Receber remuneração pela prestação de serviços profissionais a preços vis ou extorsivos, inclusive de convênios.

Art. 87 – Remunerar ou receber comissão ou vantagens por paciente encaminhado ou recebido, ou por serviços não efetivamente prestados.

Art. 88 – Permitir a inclusão de nomes de profissionais que não participaram do ato médico, para efeito de cobrança de honorários.

Art. 89 – Deixar de se conduzir com moderação na fixação de seus honorários, devendo considerar as limitações econômicas do paciente, as circunstâncias do atendimento e a prática local.

Art. 90 – Deixar de ajustar previamente com o paciente o custo provável dos procedimentos propostos, quando solicitado.

Art. 91 – Firmar qualquer contrato de assistência médica que subordine os honorários ao resultado do tratamento ou à cura do paciente.

Art. 92 – Explorar o trabalho médico como proprietário, sócio ou dirigente de empresas ou instituições prestadoras de serviços médicos, bem como auferir lucro sobre o trabalho de outro médico, isoladamente ou em equipe.

Art. 93 – Agenciar, aliciar ou desviar, por qualquer meio, para clínica particular ou instituições de qualquer natureza, paciente que tenha atendido em virtude de sua função em instituições públicas.

Art. 94 – Utilizar-se de instituições públicas para execução de procedimentos médicos em pacientes de sua clínica privada, como forma de obter vantagens pessoais.

Art. 95 – Cobrar honorários de paciente assistido em instituição que se destina à prestação de serviços públicos; ou receber remuneração de paciente como complemento de salário ou de honorários.

Art. 96 – Reduzir, quando em função de direção ou chefia, a remuneração devida ao médico, utilizando-se de descontos a título de taxa de administração ou quaisquer outros artifícios.

Art. 97 – Reter, a qualquer pretexto, remuneração de médicos e outros profissionais.

Art. 98 – Exercer a profissão com interação ou dependência de farmácia, laboratório farmacêutico, ótica ou qualquer organização destinada à fabricação, manipulação ou comercialização de produto de prescrição médica de qualquer natureza, exceto quando se tratar de exercício da Medicina do Trabalho.

Art. 99 – Exercer simultaneamente a Medicina e a Farmácia, bem como obter vantagem pela comercialização de medicamentos, órteses ou próteses, cuja compra decorra da influência direta em virtude da sua atividade profissional.

Art. 100 – Deixar de apresentar, separadamente, seus honorários quando no atendimento ao paciente participarem outros profissionais.

Art. 101 – Oferecer seus serviços profissionais como prêmio em concurso de qualquer natureza.

CAPÍTULO IX
SEGREDO MÉDICO

É vedado ao médico:

Art. 102 – Revelar fato de que tenha conhecimento em virtude do exercício de sua profissão, salvo por justa causa, dever legal ou autorização expressa do paciente.

Parágrafo único. Permanece essa proibição: a) Mesmo que o fato seja de conhecimento público ou que o paciente tenha falecido. b) Quando do depoimento como testemunha. Nesta hipótese, o médico comparecerá perante a autoridade e declarará seu impedimento.

Art. 103 – Revelar segredo profissional referente a paciente menor de idade, inclusive a seus pais ou responsáveis legais, desde que o menor tenha capacidade de avaliar seu problema e de conduzir-se por seus próprios meios para solucioná-lo, salvo quando a não revelação possa acarretar danos ao paciente.

Art. 104 – Fazer referência a casos clínicos identificáveis, exibir pacientes ou seus retratos em anúncios profissionais ou na divulgação de assuntos médicos em programas de rádio, televisão ou cinema, e em artigos, entrevistas ou reportagens em jornais, revistas ou outras publicações leigas.

Art. 105 – Revelar informações confidenciais obtidas quando do exame médico de trabalhadores, inclusive por exigência dos dirigentes de empresas ou instituições, salvo se o silêncio puser em risco a saúde dos empregados ou da comunidade.

Art. 106 – Prestar a empresas seguradoras qualquer informação sobre as circunstâncias da morte de paciente seu, além daquelas contidas no próprio atestado de óbito, salvo por expressa autorização do responsável legal ou sucessor.

Art. 107 – Deixar de orientar seus auxiliares e de zelar para que respeitem o segredo profissional a que estão obrigados por lei.

Art. 108 – Facilitar manuseio e conhecimento dos prontuários, papeletas e demais folhas de observações médicas sujeitas ao segredo profissional, por pessoas não obrigadas ao mesmo compromisso.

Art. 109 – Deixar de guardar o segredo profissional na cobrança de honorários por meio judicial ou extrajudicial.

CAPÍTULO X
ATESTADO E BOLETIM MÉDICO

É vedado ao médico:

Art. 110 – Fornecer atestado sem ter praticado o ato profissional que o justifique, ou que não corresponda à verdade.

Art. 111 – Utilizar-se do ato de atestar como forma de angariar clientela.

Art. 112 – Deixar de atestar atos executados no exercício profissional, quando solicitado pelo paciente ou seu responsável legal.

Parágrafo único. O atestado médico é parte integrante do ato ou tratamento médico, sendo o seu fornecimento direito inquestionável do paciente, não importando em qualquer majoração de honorários.

Art. 113 – Utilizar-se de formulários de instituições públicas para atestar fatos verificados em clínica privada.

Art. 114 – Atestar óbito quando não o tenha verificado pessoalmente, ou quando não tenha prestado assistência ao paciente, salvo, no último caso, se o fizer como plantonista, médico substituto, ou em caso de necropsia e verificação médico-legal.

Art. 115 – Deixar de atestar óbito de paciente ao qual vinha prestando assistência, exceto quando houver indícios de morte violenta.

Art. 116 – Expedir boletim médico falso ou tendencioso.

Art. 117 – Elaborar ou divulgar boletim médico que revele o diagnóstico, prognóstico ou terapêutica, sem a expressa autorização do paciente ou de seu responsável legal.

CAPÍTULO XI
PERÍCIA MÉDICA

É vedado ao médico:

Art. 118 – Deixar de atuar com absoluta isenção quando designado para servir como perito ou auditor, assim como ultrapassar os limites das suas atribuições e competência.

Art. 119 – Assinar laudos periciais ou de verificação médico-legal, quando não o tenha realizado, ou participado pessoalmente do exame.

Art. 120 – Ser perito de paciente seu, de pessoa de sua família ou de qualquer pessoa com a qual tenha relações capazes de influir em seu trabalho.

Art. 121 – Intervir, quando em função de auditor ou perito, nos atos profissionais de outro médico, ou fazer qualquer apreciação em presença do examinado, reservando suas observações para o relatório.

CAPÍTULO XII
PESQUISA MÉDICA

É vedado ao médico:

Art. 122 – Participar de qualquer tipo de experiência no ser humano com fins bélicos, políticos, raciais ou eugênicos.

Art. 123 – Realizar pesquisa em ser humano, sem que este tenha dado consentimento por escrito, após devidamente esclarecido sobre a natureza e conseqüências da pesquisa.

Parágrafo único. Caso o paciente não tenha condições de dar seu livre consentimento, a pesquisa somente poderá ser realizada, em seu próprio benefício, após expressa autorização de seu responsável legal.

Art. 124 – Usar experimentalmente qualquer tipo de terapêutica, ainda não liberada para uso no País, sem a devida autorização dos órgão competentes e sem consentimento do paciente ou de seu responsável legal, devidamente informados da situação e das possíveis conseqüências.

Art. 125 – Promover pesquisa médica na comunidade sem o conhecimento dessa coletividade e sem que o objetivo seja a proteção da saúde pública, respeitadas as características locais.

Art. 126 – Obter vantagens pessoais, ter qualquer interesse comercial ou renunciar à sua independência profissional em relação a financiadores de pesquisa médica da qual participe.

Art. 127 – Realizar pesquisa médica em ser humano sem submeter o protocolo à aprovação e ao comportamento de comissão isenta de qualquer dependência em relação ao pesquisador.

Art. 128 – Realizar pesquisa médica em voluntários, sadios ou não, que tenham direta ou indiretamente dependência ou subordinação relativamente ao pesquisador.

Art. 129 – Executar ou participar de pesquisa médica em que haja necessidade de suspender ou deixar de usar terapêutica consagrada e, com isso, prejudicar o paciente.

Art. 130 – Realizar experiências com novos tratamentos clínicos ou cirúrgicos em paciente com afecção incurável ou terminal sem que haja esperança razoável de utilidade para o mesmo, não lhe impondo sofrimentos adicionais.

CAPÍTULO XIII
PUBLICIDADE E TRABALHOS CIENTÍFICOS

É vedado ao médico:

Art. 131 – Permitir que sua participação na divulgação de assuntos médicos, em qualquer veículo de comunicação de massa, deixe de ter caráter exclusivamente de esclarecimento e educação da coletividade.

Art. 132 – Divulgar informação sobre o assunto médico de forma sensacionalista, promocional, ou de conteúdo inverídico.

Art. 133 – Divulgar, fora do meio científico, processo de tratamento ou descoberta cujo valor ainda não esteja expressamente reconhecido por órgão competente.

Art. 134 – Dar consulta, diagnóstico ou prescrição por intermédio de qualquer veículo de comunicação de massa.

Art. 135 – Anunciar títulos científicos que não possa comprovar ou especialidade para a qual não esteja qualificado.

Art. 136 – Participar de anúncios de empresas comerciais de qualquer natureza, valendo-se de sua profissão.

Art. 137 – Publicar em seu nome trabalho científico do qual não tenha participado: atribuir-se autoria exclusiva de trabalho realizado por seus subordinados ou outros profissionais, mesmo quando executados sob sua orientação.

Art. 138 – Utilizar-se, sem referência ao autor ou sem a sua autorização expressa, de dados, informações ou opiniões ainda não publicados.

Art. 139 – Apresentar como originais quaisquer idéias, descobertas ou ilustrações que na realidade não o sejam.

Art. 140 – Falsear dados estatísticos ou deturpar sua interpretação científica.

CAPÍTULO XIV
DISPOSIÇÕES GERAIS

Art. 141 – O médico portador de doença incapacitante para o exercício da Medicina, apurada pelo Conselho Regional de Medicina em procedimento administrativo com perícia médica, terá seu registro suspenso enquanto perdurar sua incapacidade.

Art. 142 – O médico está obrigado a acatar e respeitar os Acórdãos e Resoluções dos Conselhos Federal e Regionais de Medicina.

Art. 143 – O Conselho Federal de Medicina, ouvidos os Conselhos Regionais de Medicina e a categoria médica, promoverá a revisão e a atualização do presente Código, quando necessárias.

Art. 144 – As omissões deste Código serão sanadas pelo Conselho Federal de Medicina.

Art. 145 – O presente Código entra em vigor na data de sua publicação e revoga o Código de Ética ("DOU" de 11/01/65), o Código Brasileiro de Deontologia Médica (Resolução CFM n° 1.154 de 13/04/84) e demais disposições em contrário.

ANEXO II

Código do Processo Ético Profissional

RESOLUÇÃO CFM nº 1.617, de 16 de maio de 2001
Diário Oficial da União; Poder Executivo, Brasília, DF, n. 136, 16 jul. 2001. Seção 1, p. 21-2.

CAPÍTULO I
DO PROCESSO EM GERAL

Seção I
Das Disposições Gerais

Art. 1º – O Processo Ético-Profissional, nos Conselhos de Medicina, reger-se-á por este Código e tramitará em sigilo processual.

Art. 2º – A competência para apreciar e julgar infrações éticas será atribuída ao Conselho Regional de Medicina onde o médico estiver inscrito, ao tempo do fato punível ou de sua ocorrência.

§ 1º – No caso de a infração ética ter sido cometida em local onde o médico não possua inscrição, a apuração dos fatos será realizada onde ocorreu o fato.

§ 2º – A apreciação e o julgamento de infrações éticas de Conselheiros obedecerá às seguintes regras:

I – a sindicância realizar-se-á pelo Conselho Regional de Medicina onde o fato ocorreu;

II – decidida a instauração de Processo Ético-Profissional a instrução ocorrerá no Conselho Regional de Medicina, remetendo ao Conselho Federal de Medicina para desaforamento do julgamento.

Art. 3º – O processo terá a forma de autos judiciais, com as peças anexadas por termo, e os despachos, pareceres e decisões serão exarados em ordem cronológica e numérica.

Art. 4º – Os Presidentes dos Conselhos de Medicina poderão delegar aos Corregedores a designação, mediante o critério de distribuição ou sorteio, dos Conselheiros Sindicante, Instrutor, Relator e Revisor.

Art. 5º – Os Conselhos de Medicina poderão ser compostos em Câmaras, sendo obrigatória a existência de Câmara(s) de Julgamento de Sindicâncias.

Seção II
Da Sindicância

Art. 6º – A sindicância será instaurada:
I – "ex-officio";
II – mediante denúncia por escrito ou tomada a termo, na qual conste o relato dos fatos e a identificação completa do denunciante;
III – pela Comissão de Ética Médica, Delegacia Regional ou Representação que tiver ciência do fato com supostos indícios de infração ética, devendo esta informar, de imediato, tal acontecimento ao Conselho Regional.

§ 1º – As denúncias apresentadas aos Conselhos Regionais de Medicina somente serão recebidas quando devidamente assinadas e, se possível, documentadas.

§ 2º – Não ocorrendo a hipótese do § 1º, caberá ao Conselheiro Corregedor fixar prazo de 10 (dez) dias para a complementação da denúncia.

§ 3º – Uma vez não cumprido pelo denunciante o disposto no § 2º, caberá ao Conselheiro Corregedor, encaminhar a matéria à primeira sessão de Câmara, com despacho fundamentado.

Art. 7º – Instaurada a sindicância, nos termos dos incisos I, II e III do artigo 6º, o Presidente do Conselho ou o Conselheiro Corregedor nomeará um Sindicante para, no prazo de até 30 (trinta) dias, prorrogável a critério do Presidente ou Corregedor, apresentar relatório contendo a descrição dos fatos, circunstâncias em que ocorreram, identificação das partes e conclusão sobre a existência ou inexistência de indícios de infração ética.

Art. 8º – Do julgamento do relatório da sindicância poderá resultar:
I – arquivamento da denúncia com sua fundamentação, ou baixa em diligência;

II – homologação de procedimento de conciliação;
III – instauração do Processo Ético-Profissional.

Parágrafo único. Do termo de abertura do Processo Ético-Profissional constarão os fatos e a capitulação do delito ético.

Art. 9º – Será facultada a conciliação de denúncias de possível infração ao Código de Ética Médica, com a expressa concordância das partes, até o encerramento da sindicância.

§ 1º – Realizada a audiência e aceito, pelas partes, o resultado da conciliação, o Conselheiro Sindicante elaborará relatório circunstanciado sobre o fato, para aprovação pela Câmara, com a respectiva homologação pelo Pleno do Conselho Regional de Medicina.

§ 2º – O procedimento de conciliação orientar-se-á pelos critérios de oralidade, simplicidade, informalidade e economia processual.

§ 3º – Não caberá recurso no procedimento de conciliação, se aceito, pelas partes, o resultado da mesma.

§ 4º – Resultando inexitosa a conciliação, a sindicância prosseguirá em seus termos.

Art. 10 – Na homologação de conciliação não será permitido acerto pecuniário.

CAPÍTULO II
DO PROCESSO EM ESPÉCIE

Seção I
Da Instrução

Art. 11 – Decidida a instauração de Processo Ético-Profissional, o Presidente do Conselho ou o Conselheiro Corregedor terá o prazo de 5 (cinco) dias para nomear o Conselheiro Instrutor, o qual terá 60 (sessenta) dias para instruir o processo.

§ 1º – O prazo de instrução poderá ser prorrogado, quantas vezes for necessário, por solicitação motivada do Conselheiro Instrutor, a critério do Presidente ou do Conselheiro Corregedor do Conselho.

§ 2º – Após a instauração de Processo Ético-Profissional, o mesmo não poderá ser arquivado por desistência das partes, exceto por do óbito do denunciado, quando então será extinto o feito com a anexação da declaração de óbito.

§ 3º – Durante a instrução, surgindo novos fatos ou evidências, o Instrutor poderá inserir outros artigos não previstos na capitulação inicial, garantido o contraditório e a ampla defesa, sendo remetida ao plenário para apreciação.

Art. 12 – O Conselheiro Instrutor promoverá, ao denunciado, citação para apresentar defesa prévia no prazo de 30 (trinta) dias, contados a partir da data de juntada do aviso de recebimento, assegurando-lhe vistas dos autos do processo na secretaria do Conselho ou fornecendo-lhe cópia da íntegra dos autos.

Parágrafo único. A citação deverá indicar os fatos considerados como possíveis infrações ao Código de Ética Médica e sua capitulação.

Art. 13 – Se o denunciado não for encontrado, ou for declarado revel, o Presidente do Conselho ou o Conselheiro Corregedor designar-lhe-á um defensor dativo.

Art. 14 – O denunciante será qualificado e interrogado sobre as circunstâncias da infração e as provas que possa indicar, tomando-se por termo suas declarações.

Art. 15 – Os advogados das partes ou o defensor dativo não poderão intervir ou influir de qualquer modo nas perguntas e nas respostas, sendo-lhes facultado apresentar perguntas por intermédio do Conselheiro Instrutor.

Art. 16 – Antes de iniciar o interrogatório, o Conselheiro Instrutor cientificará ao denunciado que está desobrigado de responder às perguntas que lhe forem formuladas.

Art. 17 – O denunciado será qualificado e, depois de cientificado da denúncia, interrogado sobre os fatos relacionados com a mesma, inclusive se conhece o denunciante e as testemunhas arroladas, e o que tem a alegar sobre os fatos.

Art. 18 – Se houver mais de um denunciado, cada um será interrogado individualmente.

Art. 19 – Consignar-se-ão as perguntas que o(s) depoente(s) deixar(em) de responder, juntamente com as razões de sua abstenção.

Art. 20 – As partes poderão arrolar até 5 (cinco) testemunhas, até a data do encerramento da instrução.

§ 1º – As perguntas das partes serão requeridas ao Conselheiro Instrutor, que, por sua vez, as formulará às testemunhas.

§ 2º – Serão recusadas as perguntas que não tiverem estrita relação com o processo ou importarem em repetição de outra(s) já respondida(s).

Art. 21 – A testemunha declarará seu nome, profissão, estado civil e residência, bem como se é parente e em que grau de alguma das partes, ou quais suas relações com qualquer delas, e relatará o que souber, explicando, sempre, as razões de sua ciência.

Art. 22 – O Conselheiro Instrutor, quando julgar necessário, poderá ouvir outras testemunhas, além das arroladas pelas partes, sempre fundamentando sua decisão.

Art. 23 – O Conselheiro Instrutor não permitirá que as testemunhas manifestem suas apreciações pessoais, salvo quando inseparáveis da narrativa do fato.

Art. 24 – Os depoimentos serão reduzidos a termo e assinados pelos depoentes, pelas partes e pelo Conselheiro Instrutor.

Art. 25 – A acareação será admitida entre denunciantes, denunciados e testemunhas, sempre que suas declarações divergirem sobre fatos ou circunstâncias relevantes.

Art. 26 – Se o intimado, sendo denunciante, denunciado ou testemunha, for médico e não comparecer ao depoimento sem motivo justo, ficará sujeito às sanções previstas no Código de Ética Médica.

Art. 27 – Se o intimado, sendo denunciante ou testemunha, não for médico e não comparecer ao depoimento sem motivo justo, ficará sujeito às sanções previstas em Lei.

Art. 28 – Concluída a instrução, será aberto o prazo de 15 (quinze) dias para apresentação das razões finais, primeiramente ao(s) denunciante(s) e, em seguida, ao(s) denunciado(s), com prazo comum entre mais de um denunciante e entre mais de um denunciado.
Parágrafo único. Estando todas as partes presentes à última audiência, poderão ser intimadas pessoalmente para apresentação de razões finais, devendo ser registrada em ata, passando a correr dali os respectivos prazos.

Art. 29 – Após a apresentação das alegações finais e análise do parecer processual da Assessoria Jurídica, o Conselheiro Instrutor proferirá relatório circunstanciado que será encaminhado ao Presidente ou ao Corregedor do Conselho Regional de Medicina.
Parágrafo único. Até a data da Sessão de julgamento, o Conselheiro Corregedor, verificando a existência de qualquer vício ou irregularidade, poderá intervir nos autos e, por meio de despacho fundamentado, determinar a realização de atos a serem executados.

Seção II
Do Julgamento

Art. 30 – O Presidente do Conselho ou o Conselheiro Corregedor, após o recebimento do processo, devidamente instruído, terá o prazo de 10 (dez) dias para designar o Conselheiro Relator e o Revisor, os quais ficarão responsáveis pela elaboração de relatórios a serem entregues em 60 (sessenta) e 30 (trinta) dias, respectivamente, podendo ser prorrogados, quantas vezes for necessário, por motivo justificado e a critério do Presidente ou Corregedor do Conselho.

§ 1º – O Relator e o Revisor poderão, dentro dos prazos acima estabelecidos, solicitar ao Presidente ou ao Conselheiro Corregedor que remeta os autos ao Conselheiro Instrutor para novas diligências, indicando quais as providências cabíveis e estabelecendo o prazo para cumprimento da requisição.

§ 2º – O Conselheiro Instrutor poderá ser designado Conselheiro Relator.

Art. 31 – Recebidos os relatórios do Relator e Revisor, o Presidente ou o Conselheiro Corregedor determinará a inclusão do processo na pauta de julgamento.

Art. 32 – As partes serão intimadas da data de julgamento com a antecedência mínima de 10 (dez) dias.

Art. 33 – Na abertura da sessão de julgamento, as partes e seus representantes, após as exposições efetuadas pelo Relator e Revisor, vedada qualquer manifestação de voto, o Presidente da Sessão dará a palavra, sucessivamente, ao(s) denunciante(s) e ao(s) denunciado(s), pelo tempo improrrogável de 10 (dez) minutos, para sustentação oral.

Parágrafo único. Feita a sustentação oral, os Conselheiros poderão solicitar esclarecimentos sobre o processo ao Relator, Revisor e, por intermédio do Presidente da Sessão de julgamento, às partes.

Art. 34 – Após os esclarecimentos, discussão e decisão das preliminares e discussão dos fatos, vedada qualquer manifestação de voto conclusivo pelos Conselheiros, será concedido o tempo final de 5 (cinco) minutos sucessivamente, ao(s) denunciante(s) e denunciado(s), para novas manifestações orais.

Art. 35 – Após a manifestação final das partes, o Presidente da Sessão de julgamento, dará, pela ordem, a palavra aos Conselheiros que a solicitarem, para:

I – requerer vista dos autos do processo, apresentando-o com relatório de vista em até 30 (trinta) dias, para novo julgamento;

II – requerer a conversão dos autos do processo em diligência, com aprovação da maioria dos Conselheiros presentes no plenário ou câmara, caso em que determinará as providências que devam ser tomadas pelo Conselheiro Instrutor, no prazo de 60 (sessenta) dias prorrogáveis, ao qual remeterá o processo, retornando os autos ao Presidente ou Corregedor para pautar novo julgamento.

Art. 36 – No julgamento, os votos serão proferidos, quanto às preliminares, mérito, capitulação e apenação, quando houver, oralmente e seqüencialmente, pelo Conselheiro Relator, Revisor, manifestação de voto, divergente ou não, quando houver e, ao final, pelos demais Conselheiros.

§ 1° – O Presidente da sessão votará, na forma estabelecida no Regimento Interno de cada Conselho.

§ 2° – O Conselheiro presente ao julgamento, respeitando o quorum máximo previsto em lei, não poderá abster-se de votar.

Art. 37 – Proferidos os votos, o Presidente anunciará o resultado do julgamento, designando para redigir o acórdão o Relator ou o Revisor e, se estes forem vencidos, a redação caberá ao Conselheiro que propôs o voto vencedor.

Art. 38 – As partes e seus procuradores e o defensor dativo serão intimados da decisão nos termos do artigo 67 deste Código.

Art. 39 – O julgamento far-se-á a portas fechadas, sendo permitida apenas a presença das partes e seus procuradores, Assessoria Jurídica dos Conselhos de Medicina, Corregedores e funcionários responsáveis pelo procedimento disciplinar nos Conselhos de Medicina necessários para o bom funcionamento do Tribunal de Ética Médica, até o encerramento da sessão.

Art. 40 – As penas disciplinares aplicáveis pelos Conselhos Regionais são as previstas em Lei.

CAPÍTULO III
DOS IMPEDIMENTOS

Art. 41 – É impedido de atuar em Processo Ético-Profissional o Conselheiro que:
I – tenha interesse direto ou indireto na matéria;
II – tenha participado como perito, testemunha ou representante, ou se tais situações ocorrem quanto ao cônjuge, companheiro ou parente e afins até o terceiro grau;
III – esteja litigando, judicial ou administrativamente, com o interessado ou respectivo cônjuge ou companheiro(a).

Art. 42 – O Conselheiro que incorrer em impedimento deve comunicar o fato ao Presidente do Conselho, abstendo-se de atuar.

CAPÍTULO IV
DAS NULIDADES

Art. 43 – Nenhum ato será declarado nulo, se da nulidade não resultar prejuízo para as partes.

Art. 44 – A nulidade ocorrerá nos seguintes casos:
I – por suspeição argüida contra membros do Conselho, sendo apreciada na sessão de julgamento e acolhida pelo Plenário;
II – por falta de cumprimento das formalidades legais prescritas no presente Código.

Art. 45 – Nenhuma das partes poderá argüir nulidade a que haja dado causa, para a qual tenham concorrido ou referente à formalidade cuja observância só à parte contrária interesse.

Art. 46 – Não será declarada nulidade de ato processual que não houver influído na apuração da verdade substancial ou na decisão da causa.

Art. 47 – As nulidades considerar-se-ão sanadas:
I – se não forem argüidas em tempo oportuno;
II – se, praticado por outra forma, o ato atingir suas finalidades;
III – se a parte, ainda que tacitamente, aceitar seus efeitos.

Art. 48 – Os atos cuja nulidade não for sanada na forma do artigo 47 serão renovados ou retificados.
Parágrafo único. Declarada a nulidade de um ato, considerar-se-ão nulos todos os atos dele derivados.

Art. 49 – A nulidade dos atos deve ser alegada na primeira oportunidade em que couber à parte falar nos autos, sob pena de preclusão.

CAPÍTULO V
DOS RECURSOS

Seção I
Disposições Gerais

Art. 50 – Caberá recurso, no prazo de 30 (trinta) dias:
I – às Câmaras de Sindicância do Conselho Federal de Medicina, das decisões de arquivamento proferidas pelas Câmaras de Sindicância dos Conselhos Regionais;
II – ao Pleno do Conselho Regional, das decisões proferidas nos Processos Ético-Profissionais, por maioria, pelas Câmaras, onde houver;

III – às Câmaras do Conselho Federal de Medicina, das decisões proferidas nos Processos Ético-Profissionais, por unanimidade, pelas Câmaras dos Conselhos Regionais ou das decisões proferidas nos Processos Ético-Profissionais, por maioria ou unanimidade, pelo Pleno dos Conselhos Regionais;

IV – ao Pleno do Conselho Federal de Medicina, das decisões proferidas nos Processos Ético-Profissionais, por maioria, pelas Câmaras do CFM ou das decisões de cassação do exercício profissional proferidas pelos Conselhos Regionais.

Parágrafo único. Os recursos terão efeito suspensivo, podendo ocorrer o agravamento da pena, se interposto recurso pelo denunciante.

Art. 51 – Após o recebimento do recurso, a outra parte será intimada para, querendo, apresentar as contra-razões, no prazo de 30 (trinta) dias.

Seção II
Da Revisão do Processo

Art. 52 – Caberá a revisão do Processo Ético-Profissional condenatório, pelo Conselho Federal de Medicina, a qualquer tempo, contado da publicação do acórdão.

Parágrafo único. A revisão do processo disciplinar findo será admitida quando se descobrirem novas provas que possam inocentar o médico condenado ou por condenação baseada em falsa prova.

Art. 53 – Julgada procedente a revisão, será declarada sem efeito a penalidade aplicada, restabelecendo-se todos os direitos do médico.

Parágrafo único. Da revisão do Processo Ético-Profissional não poderá resultar agravamento de penalidade.

Art. 54 – O pedido de revisão do Processo Ético-Profissional transitado em julgado será dirigido ao Presidente do Conselho Federal de Medicina, que nomeará um Conselheiro Relator para elaboração de relatório, o qual será apresentado ao Pleno para análise e julgamento das novas provas apresentadas pelo médico condenado.

§ 1º – No julgamento da revisão serão aplicadas, no que couber, as normas prescritas no Capítulo II do presente Código.

§ 2º – O pedido de revisão não terá efeito suspensivo.

Art. 55 – São partes legítimas para a revisão:
I – o profissional punido, pessoalmente ou por intermédio de procurador habilitado;
II – o cônjuge ou companheiro(a), descendente, ascendente e irmã(o), em caso de falecimento do condenado;
III – o curador, se interdito.

Parágrafo único. Quando, no curso da revisão, falecer o profissional requerente, será ele substituído por qualquer das pessoas referidas no inciso II, ou nomeado curador para a defesa, quando nenhum substituto se apresentar no prazo de 60 (sessenta) dias.

Art. 56 – Julgando procedente a revisão, o Conselho Federal de Medicina poderá anular o Processo Ético-Profissional, alterar a capitulação, reduzindo a pena ou absolver o profissional punido.

CAPÍTULO VI
DA EXECUÇÃO

Art. 57 – Transitada em julgado a decisão e, no caso de recurso, publicado o acórdão na forma estatuída pelo Regimento Interno do Conselho Federal de Medicina, serão os autos devolvidos à instância de origem do processo, para execução.

Art. 58 – As execuções das penalidades impostas pelos Conselhos Regionais e pelo Conselho Federal de Medicina serão processadas na forma estabelecida pelas respectivas decisões, sendo as penalidades anotadas no prontuário do médico infrator.
§ 1º – As penas públicas serão publicadas no Diário Oficial, em jornal de grande circulação, em jornal local onde o médico exerce suas funções e nos jornais ou boletins dos Conselhos.
§ 2º – No caso de cassação do exercício profissional e da suspensão por 30 (trinta) dias, além dos editais e das comunicações endereçadas às autoridades interessadas será apreendida a carteira profissional do médico infrator.

CAPÍTULO VII
DA REABILITAÇÃO

Art. 59 – Decorridos 5 (cinco) anos após o cumprimento da pena e sem que tenha sofrido qualquer outra penalidade ético-disciplinar, poderá o médico requerer sua reabilitação ao Conselho Regional de Medicina onde está escrito, com a retirada de seu prontuário dos apontamentos referentes a condenações anteriores.
§ 1º – Exclui-se da concessão do benefício do caput deste artigo o médico punido com a pena de cassação do exercício profissional.
§ 2° – Quando a sanção disciplinar resultar da prática de crime, o pedido de reabilitação depende, também, da correspondente reabilitação criminal.

CAPÍTULO VIII
DA PRESCRIÇÃO

Art.60 – A punibilidade por falta ética sujeita a Processo Ético-Profissional prescreve em 5 (cinco) anos, contados a partir da data do conhecimento do fato pelo Conselho Regional de Medicina.

Art.61 – São causas de interrupção de prazo prescricional:
I – o conhecimento expresso ou a citação do denunciado, inclusive por meio de edital;
II – a apresentação de defesa prévia;
III – a decisão condenatória recorrível;
IV – qualquer ato inequívoco, que importe apuração dos fatos.

Art. 62 – Todo processo disciplinar paralisado há mais de 3 (três) anos, pendente de despacho ou julgamento, será arquivado ex-officio ou sob requerimento da parte interessada, sem prejuízo de serem apuradas as responsabilidades pela paralisação.

Art. 63 – A execução da pena aplicada prescreverá em 5 (cinco) anos, tendo como termo inicial a data da publicação do acórdão.

Art. 64 – Quando o fato objeto do Processo Ético-Profissional também constituir crime, a prescrição reger-se-á pelo prazo previsto na lei penal.

Art. 65 – Deferida a medida judicial de suspensão da apuração ética, o prazo prescricional fica suspenso até a revogação da medida, quando o prazo voltará a fluir.

CAPÍTULO IX
DAS DISPOSIÇÕES FINAIS

Art. 66 – Aos Conselheiros Corregedor, Sindicante ou Instrutor caberá prover todos os atos que julgarem necessários à conclusão e elucidação do fato, devendo requerer ou requisitar a órgãos da administração pública direta, indireta e fundacional, da União, dos Estados, dos Municípios, do Distrito Federal e de Instituições privadas, quaisquer documentos peças ou informações necessários à instrução de sindicâncias ou Processos Ético-Profissionais.

Art. 67 – A citação e notificações serão feitas às partes e aos seus advogados:
I – por carta registrada, com Aviso de Recebimento;

II – pessoalmente, quando frustrada a realização do inciso anterior;

III – por edital, publicado uma única vez, no Diário Oficial e em jornal local de grande circulação, quando a parte não for encontrada;

IV – por Carta Precatória, no caso das partes e testemunhas encontrarem-se fora da jurisdição do Conselho, e através dos procedimentos pertinentes, se no exterior.

Art. 68 – Os prazos contarão, obrigatoriamente, a partir da data da juntada aos autos, da comprovação do recebimento da citação, intimações e notificações, inclusive da juntada das cartas precatórias.

Art. 69 – As gravações, para serem admitidas nos autos, deverão estar acompanhadas da sua transcrição, devidamente rubricada pela parte interessada.

Art. 70 – Aos Processos Ético-Profissionais em trâmite, aplicar-se-á, de imediato, o novo Código, sem prejuízo da validade dos atos processuais realizados sob a vigência do Código anterior.

Art. 71 – Este Código entra em vigor na data de sua publicação, revogando a Resolução CFM nº 1.464/96 e as demais disposições em contrário.

Índice Remissivo

A
Abandono de incapaz, 167
Aborto, 160
   legal, 161
   necessário, 161
   sentimental, 161
Ação
   cautelar para produção antecipada de provas, 177
   indenizatória, 137
   regressiva, 143
Administração hospitalar, 142
Advertência, 108
Análise fiscal, 96
Anencefalia, 126
Armazém, 96
Atestado médico, 62
Ato do paciente, 139, 143
Auditor, 36
Autorização
   de exportação, 65
   de importação, 65
   especial, 65

B
Boletim médico, 62

C
Cacotanásia, 126
Cadáver, Recomposição do, 56
Captação de Órgãos, 48
Caso fortuito, 130, 135, 136, 139, 144
Cassação do exercício profissional, 108
Certificado de
   autorização especial, 65
   não objeção, 65
Charlatanismo, 167
Cirurgia estética, 132
Classificação internacional de doenças, 65
Cláusulas abusivas, 120
Clínico geral, 152
Cobranças de dívidas, 119
Código de
   ética médica, 200
   proteção e de defesa do consumidor, 109

Comércio, 35
Comércio farmacêutico, 97
Comissão de controle de infecção hospitalar, 146
Conferências médicas, 197
Conselho Regional de Medicina, 107
Consentimento informado, 29, 34, 177
Constrangimento ilegal, 168
Contratos de seguro, 180
Controle sanitário do comércio de drogas, 95
Corpo clínico, 142
Cota
    suplementar de importação, 66
    total anual de importação, 66
Crimes contra a vida, 159
Culpa, 113, 127, 130, 133, 134, 137, 140, 143, 144, 148, 157, 160, 176
    do médico, 133
    exclusiva do paciente ou de isolada ou concorrente, 142
    terceiros, 130
Cumulatividade das indenizações, 42
Curandeirismo, 167

D

Dano(s), 127
    corporal, 137
    estético, 137, 139, 157
    indenizáveis, 137
    materiais, 137
    morais, 128, 137, 138, 139
    por ricochete, 137
Decadência, 115
Defeito de fabricação, 130
Defesa do consumidor em juízo, 124
Denominação comum
    Brasileira, 66
    Internacional, 66

Denunciação da lide, 144
Desinfecção, 146
Desobediência, 186
Despesas do tratamento, 130
Deveres do médico, 33
Diligência, 34
Direito (s) do
    de regresso, 142, 144
    de resposta, 40
    médico, 202
    paciente, 28
Dispensação, 96
Dispensário de medicamentos, 96
Distanásia, 126
Distribuição de órgãos, 48
Distribuidor, 96
Doação de
    órgãos e tecidos, 43
    partes, 52
Dolo, 133, 144, 157, 176
Droga, 66, 95
Drogaria, 96

E

Embalagem, 89
Emergências, 36, 132
Empresa, 96
ENADE, 15
Engenharia genética, 162
Entorpecente, 66
Enxerto, 56
Epidemia, 166
Erro
    de diagnóstico, 34, 63, 160
    médico, 15, 160, 176, 180
    profissional, 131
Ervanaria, 96
Escrituração, 85

Especialidades médicas, 17
Especialista, 152
Estabelecimento, 96
   de Saúde, 50
Esterilização, 173
   cirúrgica, 173
      voluntária, 169
Eutanásia, 125
   ativa, 125
   passiva, 125
Exame
   de corpo de delito, 176
   do Conselho, 16
   Nacional de cursos, 15
Exercício ilegal de medicina, 166
Exportador, 96

F
Falsidade
   do atestado médico, 62
   ideológica, 63
Falsificação de medicamentos, 178
Farmácia, 96
   homeopática, 97
Ficha médica, 187
Força maior, 130, 135, 144

H
Habeas data, 183
Homicídio, 159
Honorários, 154
Hospitais, Responsabilidade dos, 141

I
Iatrogenia, 146
Igualdade perante a Lei, 40
Imperícia, 130, 133, 134, 144, 158, 160
Importador, 96

Imprudência, 130, 133, 134, 144, 158, 160
Indenização, 127, 129, 130, 137, 138, 140, 142, 144, 180
   pelo dano, 40, 158
Indenização por dano material, moral ou à
Inexistência do fato, 135
Infecção
   hospitalar, 146
   endógena, 147
Infração de medida sanitária
   preventiva, 166
   penal, 122
Insumo farmacêutico, 95
Internet, 189
Inversão do ônus da prova, 132, 143

L
Laboratório oficial, 95
Laqueadura tubária, 169, 173
Legitimidade
   ativa, 138
   passiva, 138
Lesão
   corporal, 157, 158
   estética, 137
Licença de funcionamento, 66
Livro de registro específico, 66
Lucros cessantes, 130

M
Material patrimonial, 127
Medicamento, 66, 95
   Prescrição de, 64
Médico,
   anestesista, Responsabilidade do, 148
   assistente responsável, 145
   Culpa e dolo do, 133
   Deveres do, 33

Médico
  Direitos do, 202
  especialista, 25
  Prescrição
    da pretensão de, 153
    de ações contra, 153
  plantonista, 145
Moral, 127
Morte
  Comprovação da, 54
  encefálica, 60

N
Negligência, 130, 133, 134, 144, 158, 160
Nexo causal, 134, 137, 139, 144, 176
Normas constitucionais, 38
Notificação compulsória, 164
Notificação de receita, 66, 76

O
Obrigação de
  meio, 132, 140
  resultado, 132
Omissão, 160
  de notificação de doenças, 162
  de socorro, 155, 160, 168
Ônus da prova, 139
Órgão sanitário, 95
Ortotanásia, 126

P
Paciente, Direitos do, 28
Perícia, 158, 176
Perigo para a vida ou saúde de outrem, 167
Peritos, 36, 37
  oficiais, 176
Personalidade jurídica, 116
Planejamento familiar, 169

Posto de medicamentos e
  unidades volante, 96
Prática
  comercial, 117
  médica, 109
Prescrição, 115
  da pretensão de médicos por seus
    honorários, 153
  de ações contra médicos, 153
  de medicamentos, 64
Prestadoras de assistência à saúde, 142
Prevenção, 113
Princípio
  da previsibilidade, 135
  in eligendo, 130
  "in vigilando", 130
Processo disciplinar, 107
Produção antecipada da prova, 177
Produto dietético, 96
Prontuário, 57, 176, 184, 187, 196
Proteção
  à saúde segurança, 112
  contratual, 119
Prova, 175
  pericial, 134, 177
Psicotrópico, 67
Publicidade, 117
  médica, 196
  e Internet, 189

Q
Qualificação do médico, 25

R
Receita, 82
Receituário, 101
Receptor, Consentimento do, 56
Regra técnica de profissão, 160

Regulamentação do exercício de especialidades médicas, 25
Relação de
  causalidade, 160
  especialidades e áreas de atuação, 19
  de consumo, 110
Remuneração profissional, 35
Peparação de dano, 113, 128
Representante, 96
Requisição de prontuário pela autoridade judiciária, 184
Resolução CFM nº
  1.081/82, 30
  1.363/93, 149
  1.544/99, 43
  1.605/2000, 186
  1.634/2002, 17
  1.755/04, 25
Responsabilidade
  civil do médico, 127
  contratual, 127
  de terceiros, 197
  dos hospitais, 141, 143
  dos médicos, 113
  do médico anestesista, 148
  extracontratual, 127
  objetiva, 127, 129, 130, 139, 143
  por vício do produto e do serviço, 113
  subjetiva, 127, 140
Retirada de partes, 54
Riscos
  cirúrgicos, 34
  do tratamento clínico, 33

S

Segredo profissional, 168
seguros-saúde, 142
Seguro de prática médica, 180
Serviços
  de saúde, 38
  hospitalar, 144
Sigilo, 34
Simulações de procedimentos, 195
Sistema
  nacional de transplante, 46
  único de saúde, 28, 39
Socorro, Omissão de, 155
Solidariedade passiva, 143
Suicídio, 168

T

Teleconferências, 197
Termo de consentimento, 173
Testemunhas, 176
Títulos de especialistas, 25
Transfusão sangüínea, 155
Transmissão de imagens, 196
Transplante, 56, 162
  Procedimento de, 56
  de Órgãos e Tecidos, 43

U

Urgências, 36, 132

V

Vacinas, 132
Vasectomia, 169, 173
Venda de medicamentos, 195